KB272592

갑상선병 예방과 치료법

현대건강연구회 편

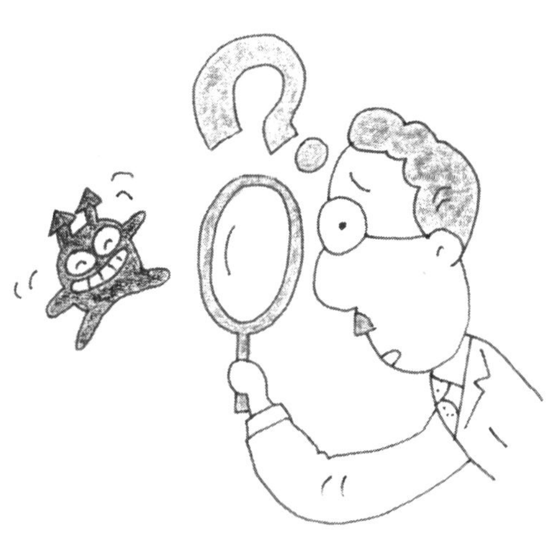

太乙出版社

머 리 말

우리 나라에선 갑상선병(甲狀腺病), 즉 갑상선에 관련된 질환에 대해서 아직까지 생소해 하는 사람이 많이 있는 듯하다.

그렇다면 갑상선병이란 것은 무엇이고 갑상선병이라고 일컬어지는 질환의 종류에는 어떤 것이 있을까? 이것을 알아보기 위해서 우리는 먼저 갑상선이 신체의 어디에 있으며 어떤 작용을 하는지 알아야 할 것이다.

갑상선은 우리들의 목 앞부분의 결후(結喉 ; 목 앞쪽의 돌출한 부분으로 성년 남자에 현저함) 밑에 있는 것으로 마치 나비가 날개를 편 듯한 모양을 하고 있으며 색은 적갈색이다.

이 갑상선이 우리 몸에서 하는 작용과 기능은 본문에서 자세히 설명되겠지만 우선 갑상선의 최대기능은 사이록신과 트리요드 사이로닌이라는 2종류의 갑상선 호르몬을 만드는 것인데 그 갑상선 호르몬을 혈액 속에 분비함으로써 세포 기능을 정상으로 유지시키는 작용을 한다는 것이다.

이런 기능을 하고 있는 갑상선에 이상(異狀)이 있어서 발병(發病)하면 그것이 곧 갑상선병이 되는데 여기에는 갑상선 기능 항진증, 갑상선 기능 저하증, 크레틴증, 갑상선종(甲狀腺腫), 갑상선암(甲狀腺癌), 만성 갑상선염, 아급성(亞急性) 갑상선염, 무통성(無痛性) 갑상선염, 급성 갑상선염이 있다.

이중 갑상선 기능 항진증에는 바세도우씨병과 플란마병이 있고, 갑상선암에는 분화암(分化癌)과 미분화암(未分化癌)이 있다.

갑상선병은 악성(惡性) 미분화암 이외에는 생명에 직접적인 관계가 없다는 것이 특징이다. 그러나 바로 그런 까닭에 이 병이 다른 병으로 오진(誤診)되거나 간과되는 사례가 많은 것은 이미 알려진 사실이다.

가령 갑상선이 자극되어 호르몬이 너무 많이 분비되면서 발생하는 갑상선 기능 항진증 가운데 바세도우씨병을 앓는 환자는 전형적인 증상으로 정서불안, 식욕 항진, 안구돌출 등을 보이기 때문에 다른 질환으로 착각하기 쉬우며 특히 고령자(高齡者)는 심장병 증상을 수반해서 일으키는 경우가 많기 때문에 심장병으로 오진되는 경우가 많은데 이렇게 되면 치료를 받을 시기를 넘겨 버리고 증상만 악화되면서 다른 합병증까지 앓게 되는 것이다.

한편 갑상선 기능 저하증도 간과되고 있는 경우가 매우 많다고 한다. 이 증상 또한 생명에 영향을 줄 정도로 치명적인 경우가 거의 없지만 쉽게 지친다거나 활동력이 쇠약해져서 여러 가지 곤란한 증상이 나타나는 병이다. 또 그 발병 사례가 많지는 않지만 아이였을 때에 갑상선의 기능이 저하되면 소인증(小人症)을 앓게 되므로 키가 자라지 않게 된다.

그 외 아급성 갑상선염이라는 병도 열이 나면서 목에 통증이 있기 때문에 감기나 편도선염으로 착각하기 쉽지만 정확한 진단과 함께 곧 치료하면 좋아진다고 한다.

　이렇게 일상 생활 속에서 여러 가지 증상과 혼동되거나 그저 일시적인 증상으로 무시되거나 하면서 정확한 질병으로 진찰받지 못하므로써 초기 치료 시기를 넘겨 버리기 쉬운 갑상선병은 그래서 그런 증상을 앓고 있는 본인 스스로의 주의 깊은 관찰과 적극적인 대응 자세(병원에 가서 검진을 받는 등으로)가 무엇보다도 중요하다고 하겠으며 아울러 아직까지 우리들에게는 다소 낯선 이 '갑상선병'이라는 것에 대하여 다방면의 지식을 갖출 필요가 있음은 두말할 나위가 없겠다.

　따라서 이 책에는 갑상선병을 직접 앓고 체험한 사람들의 사례와 갑상선의 구조와 기능, 갑상선병의 종류와 특징적인 증상 및 치료법 등을 소개하므로써 갑상선병의 증상을 갖고 있는 환자 본인 및 주변 가족들에게 작은 도움이 되고자 하였다.

엮은이 씀.

갑상선병 예방과 치료법
* 차　례 *

사례 ④ 갑상선 이상으로 걸린 소인증(小人症)이 치료된 경우

사례 ⑤ 7살 때부터 치료를 시작한 약년성(若年性) 갑상선 기능 저하증

제2장 / 갑상선의 구조와 기능

갑상선 ① 갑상선(甲狀腺)이란

제3장 / 갑상선에는 어떤 병(病)이 있을까

제4장 / 갑상선병(甲狀腺病)의 현상

현상 ② 진보된 진단법(診斷法)

제5장 / 여성과 갑상선병 치료 생활법

여성과 갑상선 ① 갑상선병은 왜 여성에게 많은가

제6장 / 노년과 갑상선병 치료 생활법

제 1 장

갑상선병(甲狀腺病) 치료 체험 사례

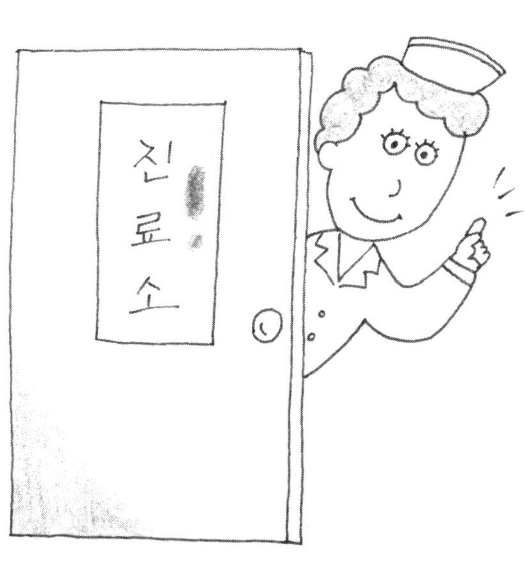

사례 ①

약물 부작용으로 나타난
갑상선 기능 항진증을
외과 수술로 치료

□ 발병의 시초

체중 감소, 수족 떨림 등의 증상이 나타났다.

1990년 2월 목욕탕에 가서 체중을 재어 보았더니 평소 50~51kg였던 체중이 2kg 정도 줄어 들었다. 살이 빠져서 잘 되었다고 생각하였고 또한 식욕이 좋아서 잘 먹었으므로 살이 빠지는 병이라고는 전혀 생각지 못했다.

3월이 되어 매우 피곤하게 되었다. 그것도 회사가 이전해서 이사 등 여러 가지 잡일도 늘어나서 피로가 나타난 것이라고 생각하고 있었다.

그런데 출근 전철 안에서 서 있는데 다리가 후들거리고 회사에서 글씨를 쓰려고 하자 손이 떨려서 생각처럼 쓸 수 없어서 약간 일에 지장을 느끼기 시작했다.

그래도 2~3월에 걸린 감기 탓으로 컨디션이 나쁘기 때문일 것이라고 생각하고 있었는데 심장이 두근거리고 이상하게 목도 마르기 시작했다. 하지만 아버지가 당뇨병이기 때문에 당뇨병의 증상이 아닐까 생각하고 걱정이 되었다.

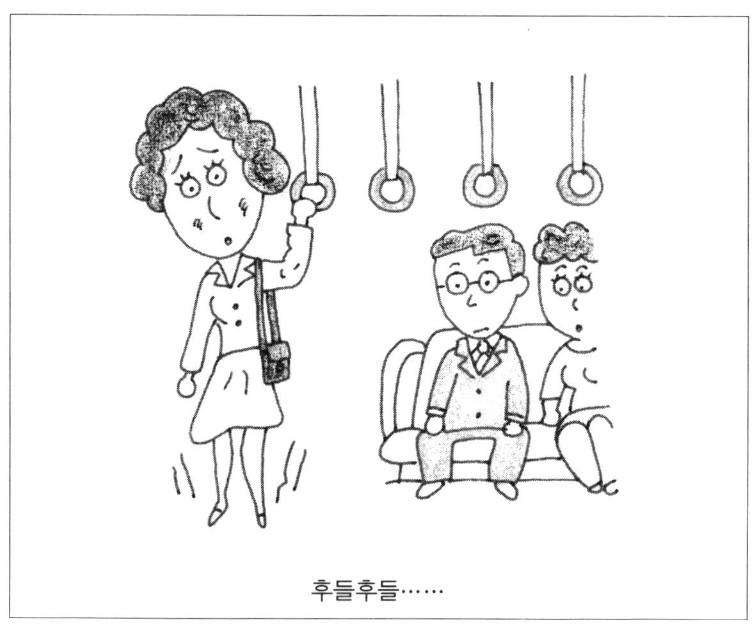

당뇨병 검사하러 가서 병이 발견되었다.

4월에 들어서서 잘 다니는 진료소에 가서 혈액검사와 소변검사를 받았지만 당뇨병도 아니고 간장질환도 아니라는 결과를 받았다.

마침 그 때 의사가 갑상선 기능 검사도 해 주어 그 결과 곧 바세도우씨병, 즉 갑상선 기능 항진증 진단을 받았다.

검사 결과 항갑상선제를 1일 6정(錠), 심장의 동계(動悸)를 억제하는 약을 1일 3정 복용하라고 해서 1일 3회로 나누어 복용하고 있었다.

동료 중에서 갑상선 병에 대해 잘 아는 사람이 있어서 치료를 받으라고 권고해서 대학병원에서 검진을 받았는데 혈액검사 결과 역시 갑상선 기능 항진증, 즉 바세도우씨병으로 판명이 났다.

그 때, 상담한 의사에게 내가 먹고 있던 약을 보였더니 같은 약을 전과 똑같은 양으로 복용하라고 했다.

□ 5월에 접어 들었을 무렵 약물 부작용이 나타났다

그 약을 계속 복용하고 있는데 5월에 접어들었을 무렵 전신에 두드러기가 나타났다.

처음은 약물 부작용이라고는 생각하지 않았기 때문에 뭔가 잘못 먹어서 나타난 것이라고 근처 시립병원에 가서 두드러기를 억제하는 약과 주사 치료를 받았지만 두드러기는 전혀 가라앉지 않았다.

두드러기가 매우 심한 상태로 여기 저기, 온몸에 붉은 줄이 생긴듯이 한데 뭉쳐 있었다. 한냉 두드러기라는 것으로 추워지면 피부가 가려워지는 두드러기의 체험은 있었지만 약물 부작용이란 게 어떤 증상의 것인지 전혀 몰랐기 때문에 두드러기 이외에는 생각지도 못했다.

시립병원에 재진하러 가서 약이 듣지 않는다고 말했더니 의사도 이상하다고 생각하기 시작했다. 이미 초진에서 바세도우씨병으로 항갑상선제(抗甲狀腺劑)를 복용하고 있다고 말했기 때문에 이번에는 약의 부작용일지도 모르니까 조금이라도 빨리 처음 진단을 받은 대학병원으로 가 보라고 했다.

그곳에서도 역시 약물 부작용이라고 했다. 그날은 일단 귀가하고 다음날 아침 일찍 병원에 갔더니 즉시 입원하라는 것이었다.

그 때에는 식욕도 전혀 없었고 먹어도 음식이 넘겨지지 않을 정도로 통증이 심했다.

5월 8일, 입원하고 나서 약물 부작용이 사라질 때까지 1주일 이상이나 점적(點滴 ; 정맥 주사의 일종으로 약액 등을 환자의 몸에 한 방울씩 주사하는 일)을 반복했다. 입원하고 나서 얼굴에도 약물 부작용이 나타나 얼굴 전체가 부어 오르고 푸석푸석해졌다.

□ 갑상선 기능 항진증을 외과수술로 치료했다

약물 부작용이 사라졌기 때문에 갑상선 외과의 K선생으로부터 앞으로의 치료법에 대해서 설명을 들었다. 우선 방사성 요드 요법은 젊은 사람한테는 권할 수 없는데 노년이 되어 갑상선 기능 저하증이 되기 쉬우므로 다른 외과수술이 좋을 것 같다는 얘기였다.

단, 내 경우는 갑상선은 조금도 부어 있지 않는 정상 크기이므로 잘라 내는 양($\frac{2}{3}$)도 남기는 양도 정하기가 어렵다고 했다.

5월 20일, 수술 날짜가 정해지고 그전에 갑상선 호르몬의 양을 정상치로 내리기 위해 5~7일간 정도 부신피질 호르몬제를 복용했다.

수술 전날 남편과 나한테 K선생이 성대를 다치면 소리가 나오지 않게 되는 등 수술의 위험성이 있다는 것을 설명했다.

또한 여성에게는 특히 걱정이 되는 점인데 수술은 목줄기를 따라서 찢어 표면의 피부도 정형 미용적으로 고려해서 꿰매기 때문에 상처 자국은 거의 남지 않고 목주름에 가려 모르게 된다는 설명도 있었다. 그때 선생에게 상처 자국이 남지 않도록 깨끗하게 꿰매 달라고 부탁한 기억이 난다.

수술후 2~3일간 목의 통증은 심했다.

수술 때는 전신마취했기 때문에 수술이 어땠는지는 모른다. 마취에서 깬 것은 아마 저녁 무렵으로 침을 삼키면 목이 아팠다. 몸에 남아 있는 마취약이 폐에 들어가면 폐렴이 되므로 가래는 반드시 내뱉으라고 했다. 이 가래를 뱉는 것도 고통스러웠다. 그날 밤은 한 잠도 못 잤으며 어떻게 표현하면 좋을지 모를 정도로 목이 아팠다.

이 통증은 2~3일간 계속되었지만 다음날 아침부터 중탕, 우유, 반숙란 등 유동식이 나왔는데 의사선생님은 아파도 식사를 하라고 했다. 그러나 수술 후 첫날 아침은 우유를 한모금 마시는 것이 고작이었고 저녁은 두, 세 모금 정도 씨름을 하듯이 삼켰다.

2일째부터는 이제 보통 식사였다. 수술후 3~4일째부터는 식욕도 나고 배도 고팠기 때문에 1일 3식, 규칙적으로 먹었다.

5월 26일에 퇴원했지만 24~25일경 심한 통증은 이미 사라져 있었다.

퇴원 전날 혈액검사 등을 받고 이상이 발견되지 않았기 때문에 퇴원했다.

퇴원 후는 일절 약을 복용할 필요가 없다고 해서 7월까지는 2주일에 1번씩 진료를 받았고 그 후는 월 1회로 병원에 다녔다.

현재까지 특별히 나쁜 증상이 나타나지도 않았고 또 검사 결과도 양호한 편이다.

그러나 큰 소리를 내기 어려워졌기 때문에 선생님한테 여쭤보았더니 사람에 따라서는 그런 경우도 있지만 걱정할 필요는 없다고 했다.

수술 전 한 때, 43kg까지 줄어든 체중도 눈깜짝할 사이에 늘어나 이전의 50kg으로 돌아가고 건강상태도 좋지만 목의 상처 자국은 아직 완벽하게는 사라지지 않았기 때문에 목걸이로 커버하는 등 스스로 연구하고 있다.

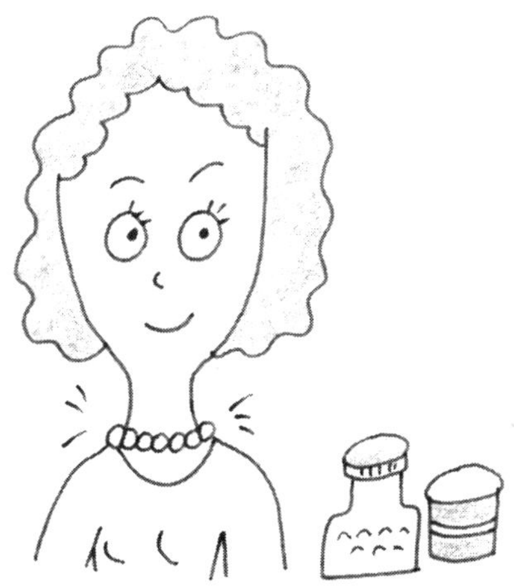

사례 ②

만성 갑상선 기능 저하증이 치료된 기쁨

□ 발병의 시초

35세경부터 여러 증상이 나타나고 있었다.

지금 생각하면 이 병에 걸린 것은 35~36세경인 것 같다.

피부가 거칠어지고 얼굴이 붓고 몸도 나른해서 가깝게 지내던 의사의 진찰을 받았지만 피부의 거칠어짐은 비타민 부족이고 피부의 부기(浮氣)는 신장, 몸의 나른함은 긴장탓이라는 설명이었으며 갑상선 기능저하라는 진단은 없었다.

□ 폐렴으로 입원했을 때도 갑상선 이상은 발견되지 못했다

그러는 동안에 40세 때에 심한 폐렴에 걸렸다.

출산 이외는 누운 적이 없을 만큼 튼튼해서 감기가 걸려서 38도 정도 열이 났을 때도 쉬지 않고 가사 일을 했지만 역시 그 때는 가슴이 답답해서 어쩔 도리도 없었다.

남편이 신뢰하는 의사의 진찰을 받고 폐렴 진단을 받았을 때에는 티아노제가 나오고 있었다. 당장 모대학 부속병원을 소개받아서 입원했는데 증상이 악화된 탓에 40일간 입원이 필요하다는 의사의 소견이 있었다.

입원중에도 피부의 건조함은 심해져서 비듬같이 껍질이 벗겨지고 머리 비듬도 많아져서 침대에 누워 있다가 손으로 털어낼 정도였다.

담당의사는 심장병 전문의였지만 40일간의 입원 기간을 통해서도 갑상선 질환은 발견하지 못했다.

□ 점점 증상이 악화되고 있었다

퇴원 때에 이상하게 빈혈이 있어서 검사하는 편이 좋다고 하길래 그 결과 3~4개월 통원하며 철분약을 계속 복용했지만 빈혈 증상은 전혀 좋아지지 않았다.

나중에 안 사실이지만 이 빈혈도 갑상선 기능저하증이 원인으로 일어난 것이었다.

담당의에게도 말했지만 그 무렵은 낮에도 이상하게 졸려 눕지 않을 수 없을 정도가 되었다. 특히 겨울에 따뜻한 방에 눕거나 하면 곧 잠들어 버리고 잠이 깨도 멍해서 저녁인지 밤인지 금방 각성이 되지 않았다.

또한 스스로는 서서 똑바로 걷고 있다고 하는데도 옆으로 기울어져서 자주 넘어졌다. 역 계단 등에서도 도중에서 몇 번

인가 멈추어 서지 않으면 힘들어서 오르내릴 수가 없을 정도였다.

보통은 사이즈 230mm의 신발을 신는데 발도 붓고 발등이 부어 사이즈 240mm를 신었다.

그리고 45~46세경부터 머리카락이 많이 빠졌는데 50세 가까운 무렵에는 어느 사이엔가 머리 정수리가 비쳐 보일 정도로 머리카락이 적어졌다. 아들에게 '어머니 머리 숱이 적어졌어요'라는 얘기를 듣고 깜짝 놀랐다. 그래서 한때는 가발을 쓰고 있었다.

이런 증상이 나타나고 있어도 그때까지는 갑상선 질환이라고는 생각도 해 보지 못했었다.

□ 얼굴의 부증(浮症)으로 갑상선 기능 저하증을 알게 되다

1987년 3월에 아들의 결혼이 있어서 S선생에게 주례를 부탁하게 되었다. 사실은 아들도 그 선생님과 같은 내분비 계열의 의사로 그 선생 밑에서 일하고 있었다.

선생님한테 부탁드리러 갔더니 내 얼굴을 언뜻 보자마자 곧 병원에 오라고 했다.

선생님은 내 얼굴의 부증(浮症)으로 갑상선 기능저하증임을 아셨다고 한다.

어릴 때부터 매일 나의 부은 얼굴을 보아 왔기 때문에 아들은 내가 갑상선 기능저하증이라고 깨닫지 못했던 것 같다.

곧 S선생한테 가서 검사를 받았다. 그 결과가 너무나도 엄청났기 때문에 '어떻게 지금까지 어머니를 내버려 두었느냐'고 선생이 아들에게 말했다고 한다.

나는 원래 참을성이 강한 성격이라서 그때까지 가사일도 계속 다하고 있었기 때문에 스스로는 그다지 중증이라고 생각도 해 보지 않았다.

입원하겠느냐고 물었지만 검사 결과가 통원 치료해도 괜찮을 정도여서 통원치료를 하게 되었다.

□ 약의 양이 일정해지기까지는 1년 정도 걸렸다

검사는 하루에 끝났지만 갑상선 호르몬제의 양이 일정해지기까지는 내 경우 1년 가까이 걸렸다.

부증(浮症)은 약을 복용하기 시작하고 나서 2개월쯤 되었을 때 없어졌다. 부증이 사라진 탓인지 당시 60kg이었던 체중이 갑자기 줄어들어 46kg정도까지 말랐다. 지금은 그 후 조금씩 늘어나서 55~56kg 정도이다.

갑상선 호르몬제약을 복용하기 시작한지 1~2개월만에 빈혈이 없어지고 피부의 버석거림도 없어지고 전신이 날씬해져서 몸이 가벼워졌다.

병이 무거웠을 때는 심장에 물이 고여 있어서 그 때문에 계단 오르내리기도 힘들었지만 이제 그 정도는 아무렇지도 않게 되었다.

더욱이 머리숱도 다시 젊은 시절같이 많아지고 낮에도 자지 않게 되었으며 무엇을 하는 데에도 끈기가 생기고 활동적이 되었다.

처음에는 얼마나 고마운 약인가 생각했을 정도로 증상이 눈에 띄게 좋아져서 다시 젊어졌다.

이것도 이 병 증상의 하나라고 들었지만 치료전은 월경의 양이 이상하게 많았는데 약을 복용하고 나서는 보통이 되었다.

□ 매일 두 알의 약을 복용하고 두 달에 한 번 통원 치료

지금은 하루에 한 번 두 알의 약을 복용하고 있지만 처음에는 한 알, 그 다음은 한 알반, 그 후 두 알이 되었다. 또한 겨울 동안은 두 알반을 복용하고 있다.

통원도 1주일째부터 2주일에 1번이 되고 6개월 지난 무렵부터 1개월에 1번이 되었다. 현재까지 그 병원에 다니고 있는데 요즘은 2개월에 1번 정도로 통원 치료를 하고 있다.

혈액 검사와 혈압 측정은 매번 반드시 하고 있다.

이 병은 감기에 걸리기 쉬우므로 그 후도 2~3번 폐렴에 걸렸지만 그 외는 특별히 아픈 기억이 없다.

내 경우는 35~36세 경부터 30년 가까이 병에 시달리고 있었기 때문에 지금 생각하면 인생을 손해본 듯한 느낌이 들어 참을성이 강했던 게 결코 좋은 게 아니었다고 어느 면에서는 후회를 하고 있다.

따라서 나와 같은 병으로 고생하고 있는 분이 있을까봐 체험 사례를 얘기하게 된 것이다.

사례 ③

피부과 의사의 진찰로 알게 된 갑상선 기능 저하증

□ 발병의 시초

10년 정도 전부터 목소리가 쉬어 목쉰 소리였는데 스스로는 별 일 아니라고 생각하고 있었다.

그 사이에 피로한 기미가 있었고 점점 피로도가 심해졌지만 달리 집안 일을 할 사람이 없었고 병원에 가기가 싫어서 참고 있었다.

언제부터인지 모르게 서서 걸으려고 하면 중심을 잡을 수 없게 되고 후들거려서 넘어지기 쉬워졌다. 대수롭지 않은 일로 넘어져 무릎을 다치게 되면 그 통증이 오래 갔다. 그런 식이었는데 그래도 아직 병원에 가지 않고 있었다.

□ 3년 전, 온몸에 증상이 나타나서 걸을 수 없게 되었다

3년 전에 전신에 여러 가지 증상이 나타났다.

얼굴이 붓고 피부가 버석거리고 근질거렸다. 머리카락이 빠져서 머리숱이 대머리같이 적어졌다. 또한 피부가 가려웠는데 특히 머리가 가렵고 귓속까지 가려워서 참을 수 없을 정도였다.

가사도 귀찮아지고 저녁 준비를 하는 것도 싫을 정도로 무엇을 하기도 싫어졌다. 이전은 가스불로 밥을 했지만 그것도 귀찮아져서 전기밥솥을 사서 남편에게 시키게 되었다.

그 무렵은 낮에도 졸려서 심할 때는 남과 얘기하는 것도 괴로워서 얘기를 듣고 있는 사이에 눈꺼풀이 내려와 졸음이 오거나 꾸벅거리는 경우가 있었다.

다른 데에 가도 거리낌이 없는 곳에서는 곧 눕게 되었는데 그러면 자연히 잠들어 버리는 것 같았다.

잘 걸을 수 없었기 때문에 사람과 만나는 것이 싫어서 우울 상태에 빠져 있었다. 또한 전화하러 나가는 것이 고작으로 전화가 울릴 때마다 흠칫흠칫 놀랐다.

그리고 마침내 걸을 수 없게 되어 기어서 걷게까지 되었다.

그러다가 나 스스로 병원진료를 받아야 하겠다는 생각을 하게 되었고 병원에서도 걸을 수 없어서 휠체어로 이동했다.

처음은 내과에서 진찰을 받고 심전도며 소변 검사 등을 했지만 갑상선 질환이라고는 생각하지도 못한 채 그 날 중으로 피부과로 돌려졌다.

□ 얼굴을 본 피부과 의사가 갑상선 이상으로 진단했다

피부과 의사 선생이 내 얼굴을 언뜻 보고 갑상선 질환이 아니냐고 했다. 머리와 목 전면의 피부를 떼어 검사한 결과 갑상선이 안 좋은 게 확실하다며 즉시 모 대학병원으로 소개장을 써 주었다.

1주일 후에 대학병원으로 갔지만 그때도 집에서 택시 정거장까지 남편을 붙잡고 간신히 가고 또 병원내에서는 휠체어를 타고 있었다.

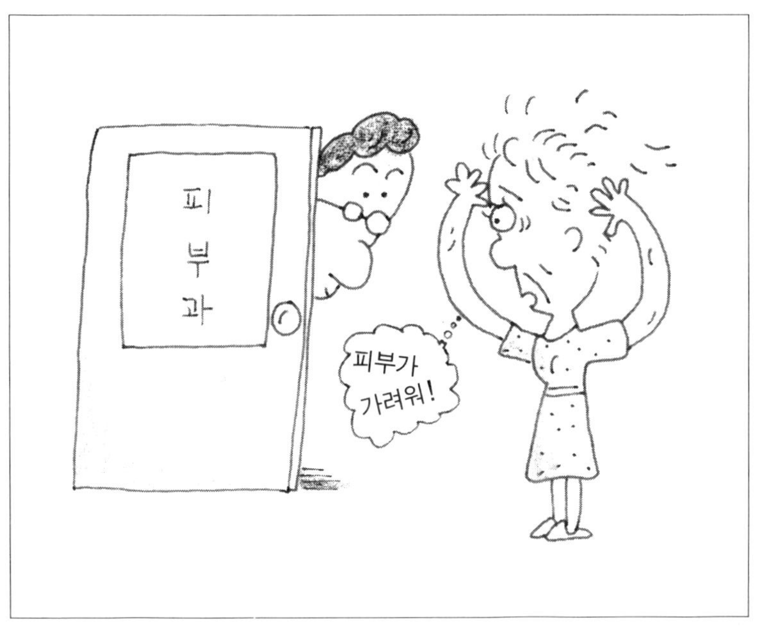

대학병원의 의사 선생이 내 얼굴을 척 보더니,

'갑상선 기능 저하증입니다'라고 진단하고 '이렇게 심해질 때까지 내버려 두지 않았다면 곧 치료되었는데'라고 했다.

내 얼굴의 부증이 갑상선 기능 저하증의 전형이었기 때문일까, 선생의 제자인 의학생에게 보이고 싶다고 해서 나는 교실로 따라갔다.

그 때 선생이 학생들에게 '이 사람의 병이 뭔지 알겠는가, 피부과 선생이 이 분의 병을 발견했다. 여러분도 전문의 의사가 된다고 해도 환자의 용태를 보고 어느 정도 판단할 수 있는 의사가 되어야 한다'고 말한 것이 매우 인상이 남아 아직도 지워지지 않는다.

□ 갑상선 호르몬제 복용으로 얼굴의 부증(浮症)이 가라앉다

진단이 나오고 갑상선 호르몬제를 복용하기 시작했더니 2주일 만에 얼굴의 부증이 싹 사라져서 60kg 정도였던 체중이 48kg이 되었다. 그리고 약 1개월에 목소리의 쉼이 완전히 좋아지고 초진 무렵은 가발을 쓰고 있던 머리카락도 더부룩해져 매우 기뻤다.

보행은 서서히 하는 편이었지만 많이 좋아져서 이전처럼 똑바로 넘어지지 않고 걸을 수 있게 되었다. 걸을 수 있게 되어 가까운 시장에는 걸어서 갈 수 있게 되었고 요 1년 정도 전부터는 천천히 걸어서 10분 정도 걸리는 역까지는 혼자서 갔다 올 수 있게 되었다.

나는 처음 갑상선 호르몬제를 1일 1번 2알 먹었다.

처음에는 1주일에 1번의 비율로 1~2회 통원 치료를 했지만 곧 2주일에 1번의 통원으로 줄었다. 이 2주일에 1번인 통원 치료가 3개월 정도 계속되고 그 후 1개월에 1번이 되어 현재에 이르고 있다.

1달에 1번 정도의 통원 치료로 좋아졌을 무렵 선생님이 뭔가 증상이 있느냐고 물었기 때문에 조금 심장이 두근거린다고 했더니 약을 한 알반으로 줄여서 복용하라고 했다. 지금도 같은 분량이다.

현재는 완전히 좋아져서 가사든 뭐든 불편없이 나 혼자서 하고 있다. 사람을 만나는 것도 고통스럽지 않게 되었고 또 사람을 만날 때마다 '다시 젊어지고 건강해졌다'는 말을 듣는다.

병이 좋아진 탓인지 이전은 돋보기를 쓰고 있었는데 지금은 돋보기 없이라도 충분히 글씨를 읽을 수 있게 되었다.

따라서 처음부터 의사를 찾아 갔으면 좋았을 것이라고 뒤늦게 후회를 했다.

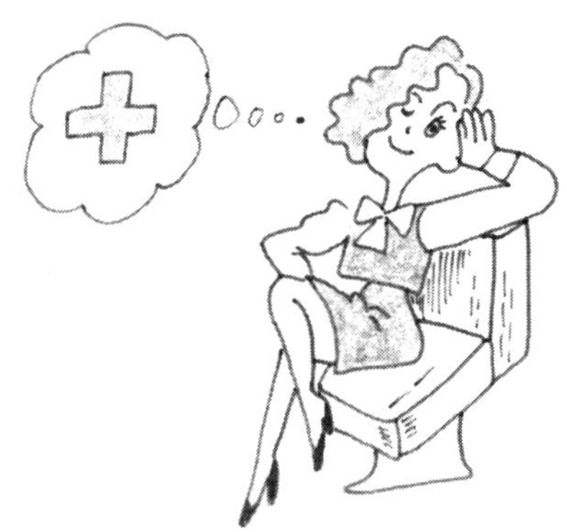

사례 ④

갑상선 이상으로 걸린
소인증(小人症)이 치료된 경우

□ 발병의 시초

국민학교 4학년이었을 때 내 신장은 1m20cm였는데 무슨 이유에서인지 더 이상 키가 크지 않았다.

나는 쌍둥이 언니와 오빠 1명으로 4형제의 막내다. 어머니의 얘기로는 태어날 때부터 국민학교에 입학할 때까지는 '몸집이 작은 아이'라고 생각했을 뿐 유난히 작은 아이라는 느낌은 없었다고 한다.

국민학교 입학시의 신장은 98cm였다.

올해 국민학생이 되는 내 딸의 현재 신장이 110cm이니까 그것과 비교하면 역시 작았으리라는 생각이 든다. 그러나 어머니의 얘기로는 언니 두 명이 더 작았기 때문에 내 신장 98cm를 작다고는 생각하지 않았다고 한다.

그나마 키가 컸던 것은 국민학교 4학년 때까지로 4학년이 되던 해에 신장 120cm에서 성장이 딱 멈춰 버렸다.

□ 부모님들은 나를 게으름뱅이라고 생각했다

그 후 중학교, 고등학교에 갔지만 개근상을 받았을 만큼 튼튼했고 특별히 병약하다고 할 것도 없이 병다운 병도 앓지 않고 학교를 졸업했다.

그러나 신장 120cm로는 체육 수업이나 경기 등에서는 따라갈 수 없는 경우가 많았고 또 학교 소풍이나 교외 학습 등도 하루 일정일 때는 참가했지만 수학여행 등 숙박 여행에는 한번도 참가할 수 없었다. 선생님도 괜찮다고 하는데 항상 내 몸이 작은 것을 걱정한 부모님이 나를 보내지 않았던 것 같다.

또한 쉽게 지쳤는지 방학 때 등 집에서 꾸물거리고 누워 있는 경우가 많았던 것 같다. 부모님은 나를 '이 애는 게으름뱅이가 아닐까'라고 생각하고 있었다. 부모님으로부터 어른이 되어서도 쓸모없는 아이라는 말을 계속 듣고 있었기 때문에 스스로도 나를 그렇게 생각했을 정도였다.

얼굴도 갑상선 기능 저하증 특유의 증상이 나타나 붓고 푸석푸석했지만 갑성선 호르몬의 부족으로 인한 병이라고는 조금도 눈치채지 못했다.

학교의 집단검진을 몇번이나 받았지만 그동안 아무도 내가 병 때문에 키가 자라지 않는다는 사실을 깨닫지 못했다.

항상 언젠가는 자랄 것이라든가 이 아이는 늦될 것이라든가 또는 선조중에 작은 사람이 있었을 것이라는 말만 했다.

□ 열아홉 살 때 검사를 받다

신장 120cm로는 취직할 수 없을 것이라는 학교 선생님의 애기를 듣고 또 어머니가 맞벌이를 하시고 계셨기 때문에 고교졸업후 나는 취직하지 않고 가사를 돌보고 있었다.

그 무렵 8살 위였던 쌍동이 둘째 언니가 역시 갑상선 호르몬이 부족했기 때문에 J대학 병원에 통원치료를 하고 있었다.

언니를 따라 간 어머니가 담당의사에게 동생은 키가 작다고 얘기했더니 '곧 데려 오십시오'라고 했다고 한다.

19살 되던 해에 J대학 병원에서 진찰을 받고 그 후 2개월 기다려서 검사를 받았다.

검사 결과 갑상선 기능이 보통 사람의 $\frac{1}{10}$에서 $\frac{2}{10}$정도밖에 작용하지 않는다는 사실을 알았다.

퇴원 직전에 겨우 앞으로 계속 복용할 약이 결정되었다. 지금도 같은 약을 매일 3알씩 복용하고 있는데 병원에서는 가장 부작용이 없는 약으로 결정하기 위해 검사를 한다며 매일 질릴 정도로 검사를 했다.

□ 월경을 시작하기 전이었던 것이 치료에 유효

보통 19세라면 뼈가 굳어져 버리는 연령이지만 내 경우 생리도 아직 없었고 뢴트겐 검사로 손뼈를 보니 아직 수족이 자랄 가능성이 있음을 알게 되었다.

요컨대 내 경우는 신장이 자라지 않았을 뿐 아니라 전신의 육체적인 성장이 늦었던 것이 오히려 치료를 위해서는 잘 된 일이었다.

갑상선 호르몬제를 복용하기 시작한 지 얼마 안 되어 20세 때에 월경이 시작되었다.

□ 키가 자라기 시작하자 다리가 휘청거렸다

퇴원 후는 2주일에 1번, 병원에 가서 통원치료를 했다.

약을 복용하기 시작하자 곧 키가 자라기 시작했다. 그러자 다리가 휘청거려서 계단을 혼자서는 내려갈 수 없었다. 그래서 언니의 부축을 받고 통원치료를 하러 다녔다.

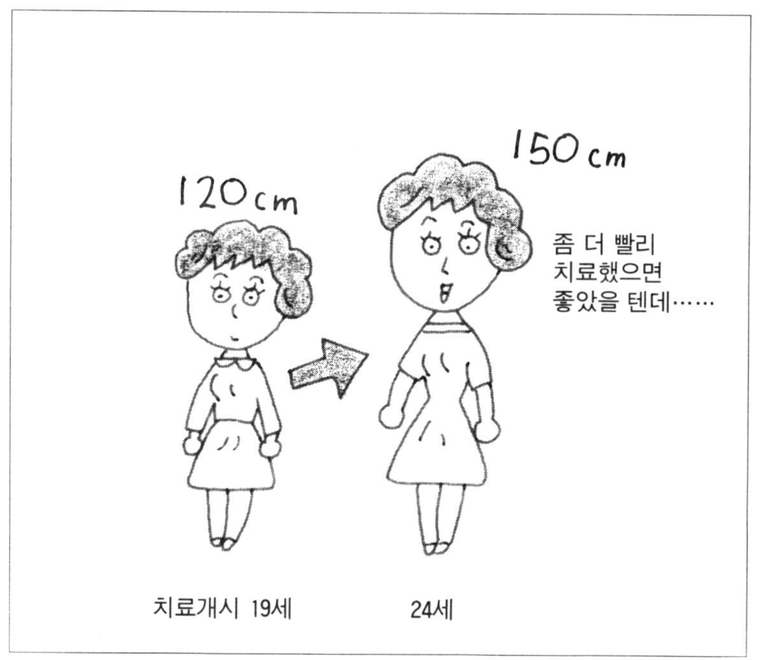

21세에 140cm로 키가 자랐다. 매우 기뻤다. 치료를 시작했을 때 의사 선생님은 155~156cm 정도는 될 수 있을 것이라고 하셨지만 나는 145cm를 넘었을 때는 이것으로 족하다고 생각했다. 그 후 24~25세 정도까지 1년 간에 평균 6cm 정도씩 키가 계속 자라서 꼭 키가 30cm 자라 신장 150cm가 되었다.

약 9년간 전혀 크지 않았던 키가 갑상선 호르몬제 덕분으로 5년 사이에 갑자기 자랐기 때문에 의학이란 놀라운 것이라는 생각이 들었다.

나는 그 정도 자란 것만으로도 만족했지만 선생님은 2~3년만 일찍 발견했더라면 훨씬 많이 컸을 것이라며 아쉬워 하셨다.

□ 취직, 결혼 그리고 출산

신장이 140cm를 넘은 21세 때에 처음으로 일하기 시작해서 현재도 슈퍼마켓에서 출납 담당자로 일하고 있다. 그 동안에 몇번인가 직장을 바꾸었지만 29세 때 직장에서 사귄 사람과 결혼해서 2명의 건강한 아이를 낳았다.

그러나 첫 아이의 출산 때에는 어머니나 나나 매우 걱정이었다. 의사 선생님이 갑상선 호르몬제는 태아에게 부작용이 없다고 했지만 그래도 아이가 태어날 때까지는 정말이지 간절히 기도하는 마음, 그 자체였다.

이렇게 어려운 과정을 거쳐서 건강한 아이를 낳았을 때는 뭐라고도 말할 수 없는 충만감을 느꼈다.

□ 호르몬제 복용은 평생 지속된다

내 경우 의사 선생님의 진단을 처음 받고 나서 10년 가까이 된다.

갑상선 호르몬제는 평생 복용하는 것이라고 했다. 현재는 한 달반에서 두 달 사이에 한 번 병원에 통원하면서 선생님의 진찰을 받고 매번 혈액검사(혈중 갑상선 호르몬의 측정)를 받고 약을 받아 돌아온다.

한 달에 두 번 정도 약을 먹는 것도 가끔 잊어 버리는 경우가 있지만 이 약을 안 먹으면 즉시 증상이 나타난다. 몸이 심하게 나른해지고 눕고 싶어진다.

그리고 졸려서 잠들어 버린다. 따라서 약이 없었다면 큰 일이라고 생각하고 내 병을 치료해 주신 의사 선생님에게 감사하고 있다.

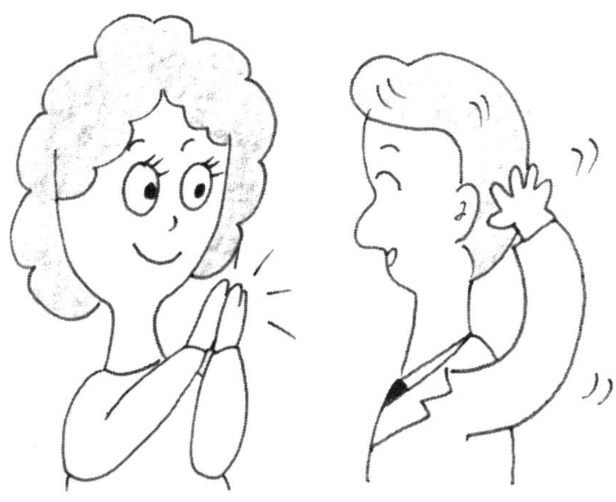

사례 ⑤

7살 때부터 치료를 시작한
약년성(若年性) 갑상선 기능 저하증

□ 발병의 시초

딸은 국민학교 1학년 때 신장이 꼭 1m였다.

부모의 직감으로 이 아이는 보통의 성장이 느린 아이들과는 다른 게 아닐까 라고 생각한 것은 유치원 무렵이었다.

수족이 동체(胴體)에 비해 짧았고 또한 혈색이 나쁘고 얼굴이 부어 있었으며 등피부가 윤기가 없이 버석거렸으며 등에 이상하게 털이 많은 아이였다.

또한 먹고 걷는 등의 동작이 둔해서 운동 능력이 뒤떨어져 있다는 느낌이 있었다. 그리고 아이로서는 추위를 잘 타고 목소리도 허스키였다.

그러나 국민학교 때, 신체 검사에서 의사의 별 주의가 없었기 때문에 병이라고는 생각하지 않았다.

그러나 뭔가 보통이 아니라고 생각하고 있는 터에 다행히 남편의 친구 중에서 병원에서 근무하는 분이 있어서 상담을 한

후 병원 진찰을 하게 되었다.

의사 선생은 딸의 얼굴을 보면서 갑상선 기능 저하증이라고 했다. 그날 중으로 입원 날짜를 정하고 얼마 안 있어 바로 입원했다.

□ 털이 빠지면서 한편으로는 매우 명랑해졌다

검사를 위해 40일간 입원해 있었다. 검사 결과 갑상선 기능의 작용이 나쁜 사실을 알고 입원 중에 치료가 시작되었다.

갑상선 호르몬제를 1일 3알씩 먹기 시작하였는데 그런지 얼마 안 되어서 등의 털이 빠졌다.

내복에 배냇털이 잔뜩 묻을 정도였고 대머리는 되지 않았지만 머리카락도 많이 빠졌다.

어릴 때부터 매우 얌전한 아이였는데 매우 밝고 명랑해져서 침대에서 콧노래를 부르는 경우도 있었다.

목소리도 이전보다는 조금 높은 소리가 되었다.

□ 중학교 1학년 때 153cm, 고등학교 3학년 때 160cm로

퇴원 후는 2주일에 1번, 그 후 1개월에 1번 통원하면서 신장, 체중, 혈액 검사를 받았고 또한 골격 구조를 검사하기 위한 X-Ray 촬영을 4개월에 1번 정도로 하였다.

약을 복용하고 곧 키가 큰 것은 아니었지만 동체(胴體)에 비해 수족이 짧은 비정상적 체형은 치료 개시와 함께 바로 사라져서 평균 체형이 되었다.

국민학교 3학년 때에 110cm 정도, 그리고 월경이 시작된 중학 1학년 마지막 무렵에는 153cm로 신장이 자랐다.

그 후 고교 3학년 정도까지 신장이 자라 160cm에서 멈추었다.

내 신장이 152cm 정도이기 때문에 작다고만 생각하고 있었던 아이가 지금은 나보다 훨씬 커져 버렸다.

어린 아이에게 갑상선 기능 저하증이라는 특이하고 생소한 병이 걸리라고는 상상도 못했을 뿐만 아니라 더구나 우리 아이가 그런 병으로 인해 고통을 받는다는 건 정말이지 생각조차 못했다. 하지만 평생을 자신의 병(갑상선병)이 무엇인지도 모르고 고생하는 사람들에 비한다면 우리 아이와 같은 경우는 그나마 행운이었다는 생각조차 하게 된다.

그때, 남편의 친구 분께서 정확한 진단을 해주었기 때문에 우리 아이는 지금, 완전히 정상적인 생활을 누릴 수 있는 것이다.

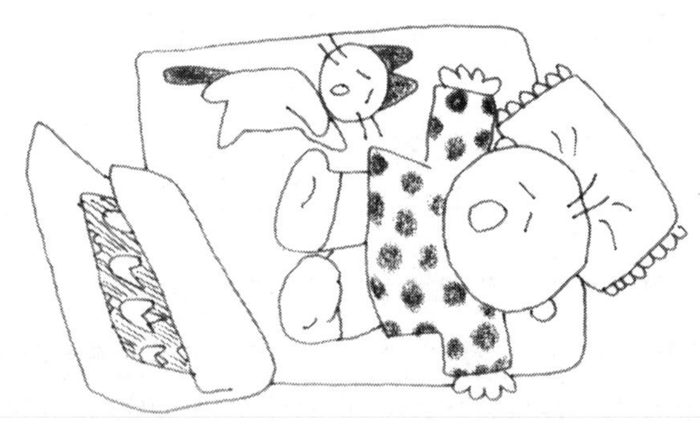

갑상선의 구조와 기능

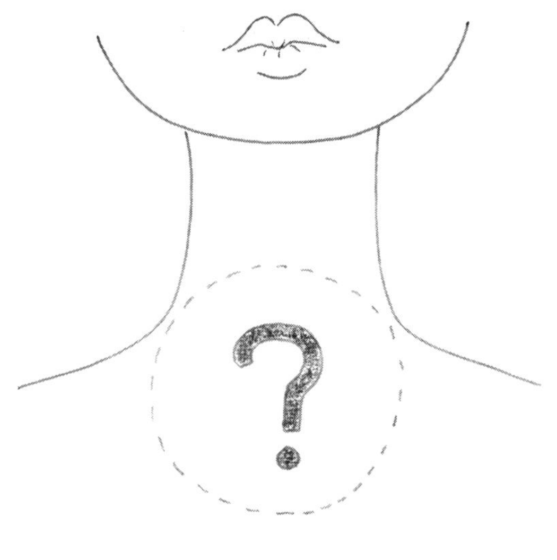

갑상선 ①

갑상선(甲狀腺)이란

□ 갑상선의 모양

이 책을 읽는 사람들은 아마 얼마간의 관심이 있기 때문에 갑상선 병에 대해서 어느 정도의 지식을 갖고 계시겠지만 갑상선이 몸의 어느 부분에 있는지 또 그것은 어떤 모양을 하고 있는지 등은 대부분 모르지 않을까 생각한다.

그래서 우선 그 점부터 설명을 하기로 한다.

갑상선이라는 것은 여러분의 목 앞부분의 결후(結喉 ; 목 앞쪽의 돌출한 부분으로 성년 남자에 현저함) 밑에 있는 기관으로 그것은 마치 나비가 날개를 편 듯한 모양을 하고 있으며 색은 적갈색이다.

또한 이 갑상선의 기능에 대해서는 나중에 자세히 해설하겠지만 갑상선의 최대 기능은 2종류의 갑상선 호르몬을 만드는 것으로 그들 갑상선 호르몬을 혈액 속에 분비하고 있다.

그 갑상선의 두께는 장소에 따라 다르지만 0.5~2.0cm이고

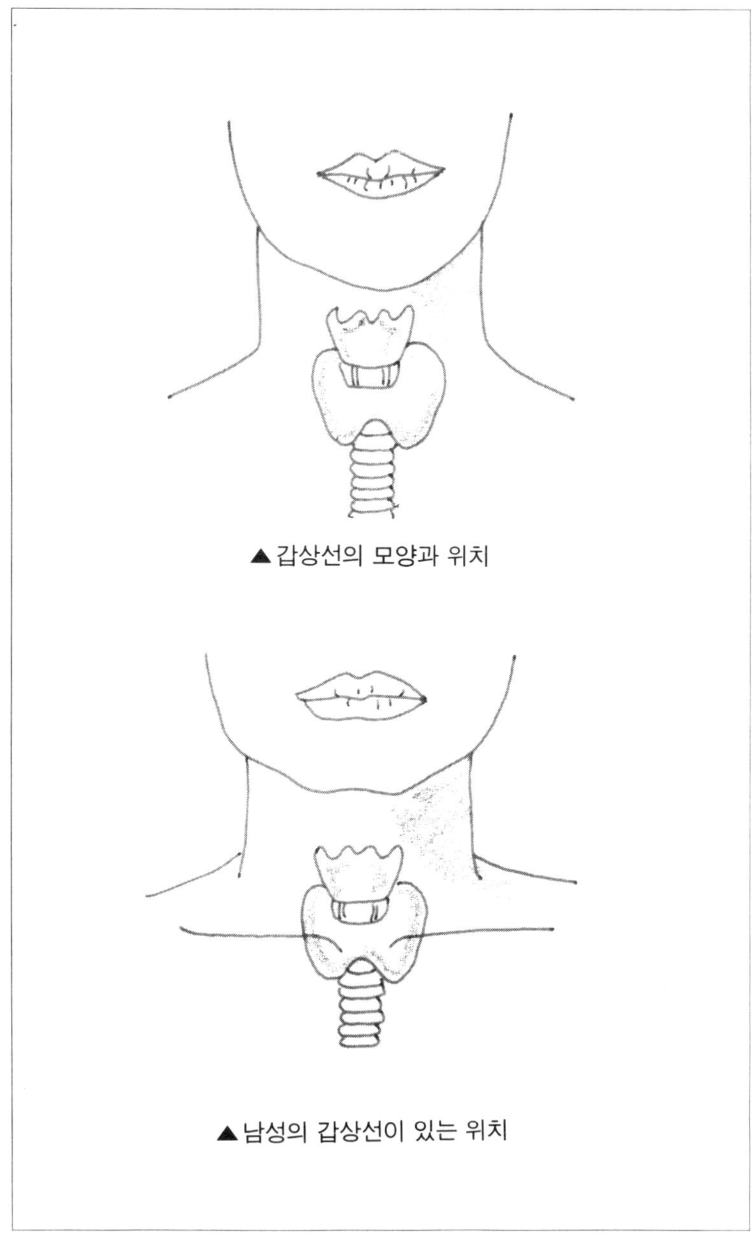

▲ 갑상선의 모양과 위치

▲ 남성의 갑상선이 있는 위치

우내경정맥
(右内頸静脈)
좌내경정맥
(左内頸静脈)
갑상연골
(甲狀軟骨)
우총경동맥
(右總頸動脈)
좌총경동맥
(左總頸動脈)
갑상선우엽
(甲狀腺右葉)
갑상선좌엽
(甲狀腺左葉)
협부(峽部)
기관
(氣管)
우반회 신경
(右反回神經)
좌반회신경
(左反回神經)
우쇄골하동맥
(右鎖骨下動脈)
완두정맥
(腕頭静脈)
대동맥궁
(大動脈弓)
상대정맥
(上大静脈)

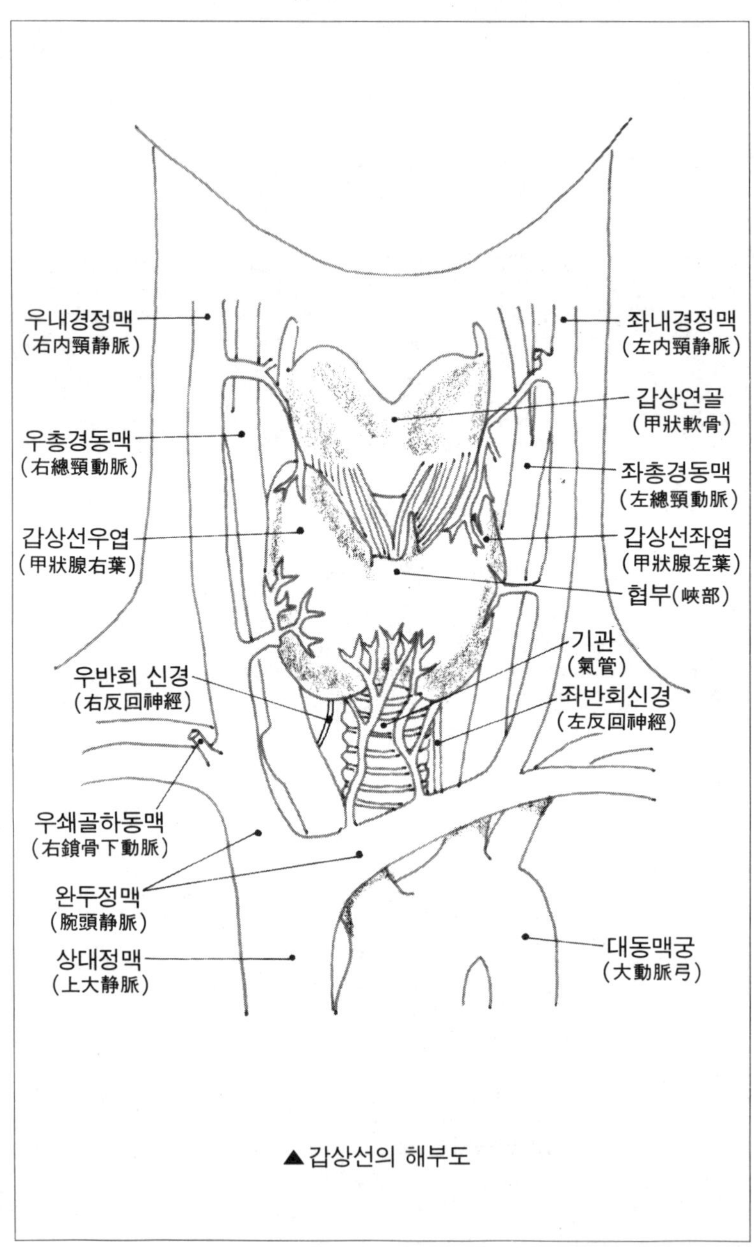

▲ 갑상선의 해부도

상하 높이는 4cm 정도, 폭은 좌우 각각 2cm 정도이다. 그리고 무게는 성인이 약 20g이라고 하는데 일반적으로 성인 남성이 18g 정도이고 성인 여성이 20g 정도로 여성쪽이 조금 무거운 것이 보통이다.

또한 그림(갑상선이 있는 위치)에서 보듯이 남성의 갑상선이 있는 위치는 경우에 따라서는 쇄골 밑에까지 미쳐 있는 등 비교적 아래쪽에 있기 때문에 갑상선이 부어 있어도 발견하기 어려운 경우가 있다.

□ 갑상선의 구조

다음에 이 갑상선의 구조와 갑상선 호르몬이 만들어지는 방

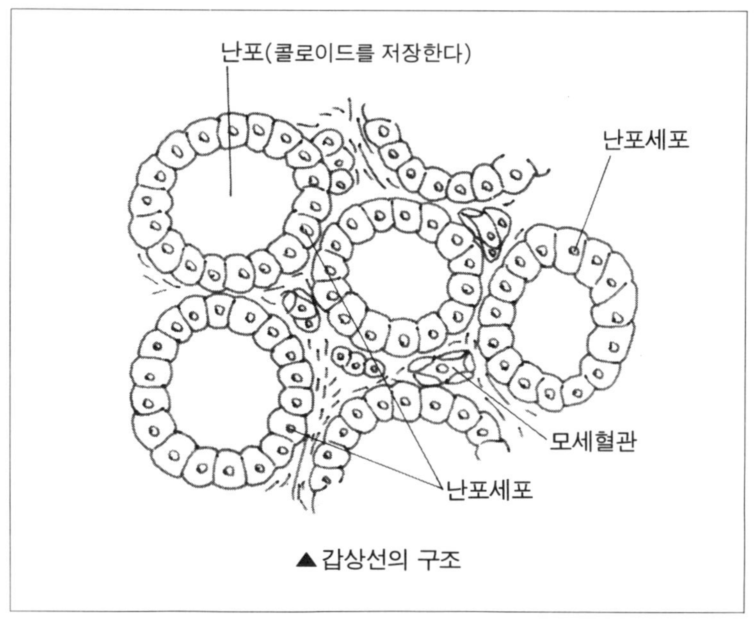

▲ 갑상선의 구조

법에 대해서 조금 자세히 설명한다.

갑상선을 떼어 현미경으로 보면 갑상선은 같은 세포의 집합이 아님을 알 수 있다. 갑상선은 수십개의 갑상선 세포가 일층으로 이어져 있고 대부분은 구형, 혹은 타원 형상의 난포로 구성된 집합이다.

이 난포 속에는 콜로이드 모양의 물질이 채워져 있다. 난포의 크기는 직경이 0.05~0.5mm 정도이다.

갑상선 세포는 혈액 속으로부터 요드와 아미노산(티로진이라는 단백)을 받아들여서 난포의 콜로이드 부분으로 한꺼번에 운반하여 이 콜로이드 부분에서 갑상선 호르몬을 만들고 있다.

여기에서 생긴 갑상선 호르몬은 다시 난포 세포에 받아 들여져서 난포 세포로부터 혈액 속으로 방출되는 형식을 취하고 있다.

이렇게 해서 혈액속으로 분비된 갑상선 호르몬은 혈액의 흐름으로 인해 온 몸의 세포에 운반되어 그 작용을 하고 있다.

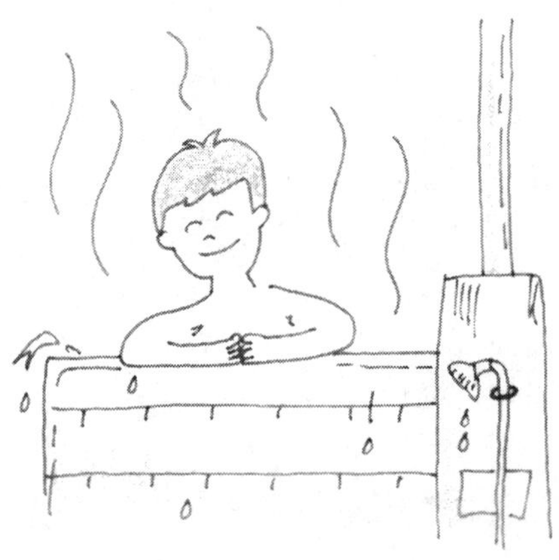

갑상선 ②

2종류의 갑상선 호르몬

□ 사이록신과 트리요드 사이로닌

갑상선에서 만들어지는 호르몬은 사이록신과 트리요드 사이

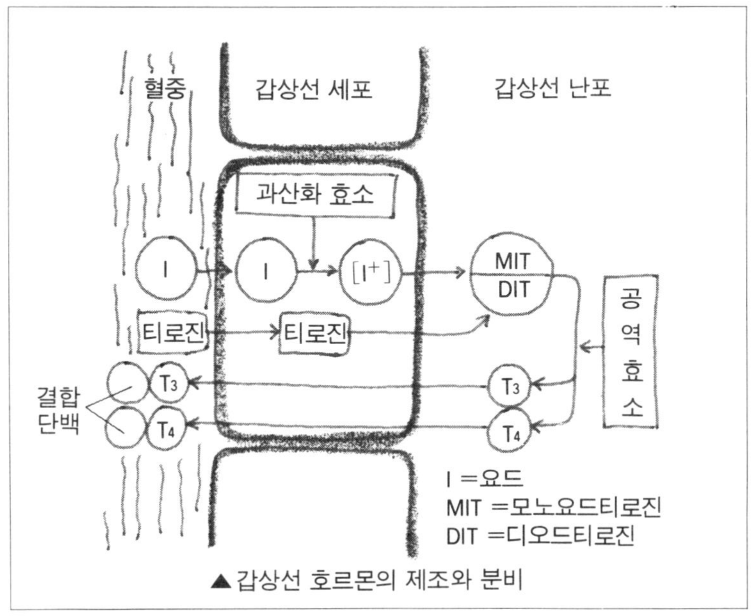

▲ 갑상선 호르몬의 제조와 분비

로닌 2종류이다.

역사적으로 보면 갑상선 호르몬의 발견은 2종류 각각 다르다.

우선 1915년에 사이록신이 발견되었다. 그리고 그로부터 30년 이상, 오랫동안 갑상선 호르몬은 이 사이록신 1종류뿐이라고 생각되어 왔지만 1952년이 되어 또 1종류의 다른 호르몬이 있음을 알았다. 그것이 트리요드 사이로닌이다.

또한 이들 2종류의 갑상선 호르몬을 의학적으로 보면 그림과 같이 사이록신에는 2개의 아미노산(티로진)과 4개의 요드가 달려 있고 트리요드사이로닌에는 2개의 아미노산(티로진)과 3개의 요드가 달려 있다.

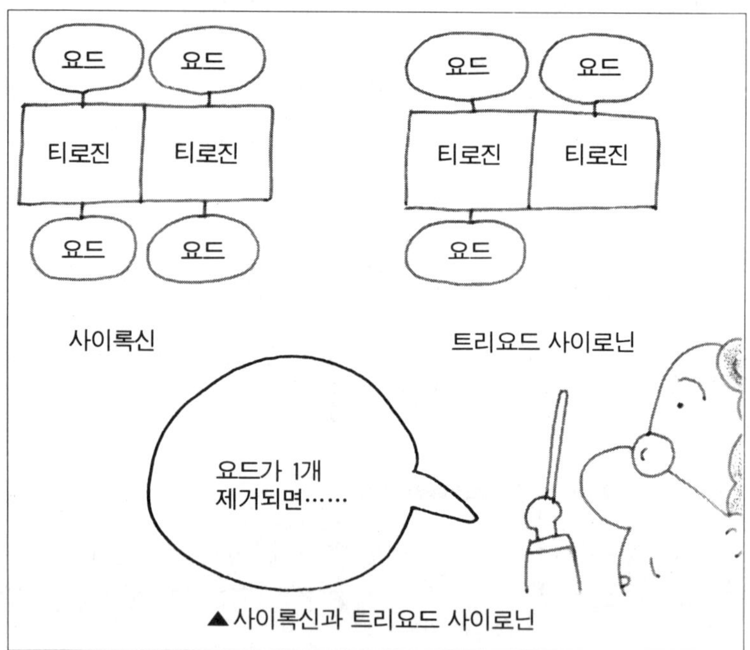

▲ 사이록신과 트리요드 사이로닌

그래서 현재는 사이록신은 요드가 4개 달려 있어서 T_4라고 생략되고 또 트리요드사이로닌은 요드가 3개 달려 있어서 T_3 이라고 생략되어 표기된다.

□ 세포내에서 작용을 미치는 호르몬

갑상선에서 분비되는 사이록신과 트리요드사이로닌 두 가지의 갑상선 호르몬의 비율은 10대 1 정도이지만 하루에 몸속에서 소비되는 갑상선 호르몬의 양은 사이록신이 약 80mg, 트리요드사이로닌이 약 20~30mg으로 그 비율은 3대 1내지 4대 1 정도이다.

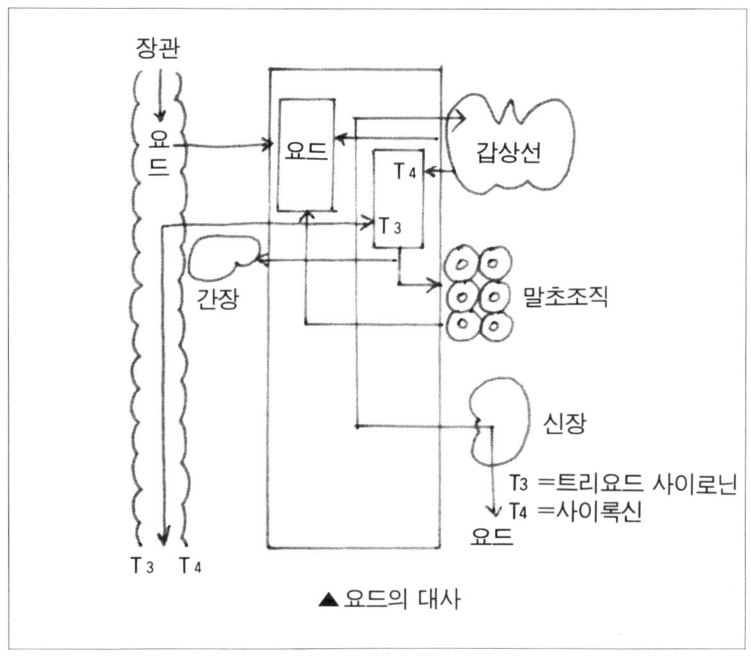

▲ 요드의 대사

따라서 갑상선에서 분비되는 T_4, T_3의 양과 실제로 매일 사용되고 있는 T_4, T_3의 양은 2종류의 갑상선 호르몬의 비율이 상당히 다르다.

어째서 이런 현상이 일어나는 것일까?

그것은 갑상선에서 분비된 사이록신의 상당 부분이 간장이나 그 밖의 세포에서 트리요드사이로닌으로 바뀌기 때문이라고 생각되고 있다.

따라서 하루에 여러 세포에 들어가는 갑상선 호르몬 사이록신과 트리요드사이로닌의 비율은 3대 1 내지 4대 1이지만 세포에 들어간 사이록신의 대부분이 세포 속에서 요드가 한 개 제거되어 트리요드사이로닌이 되며 이것이 세포의 핵에 들어가서 그 작용을 미친다고 생각되고 있다.

즉 갑상선에서 분비되는 호르몬의 약 90%는 사이록신이지만 실제로 세포내에서 작용을 미치는 갑상선 호르몬은 그 대부분 혹은 전부가 트리요드사이로닌이라고 생각할 수 있다.

□ 혈액 중의 갑상선 호르몬

혈액 중에 존재하는 갑상선 호르몬은 그 대부분이 단백질과 결합해서 존재하고 있다. 사이록신의 99.97~99.98%는 혈액 중의 사이록신 결합 글로부린(TBG)이나 프레알부민, 알부민이라는 단백질과 결합하고 있으며 또한 트리요드사이로닌의 99.96~99.97%는 혈액중의 같은 단백질과 결합해서 혈액속을 흐른다.

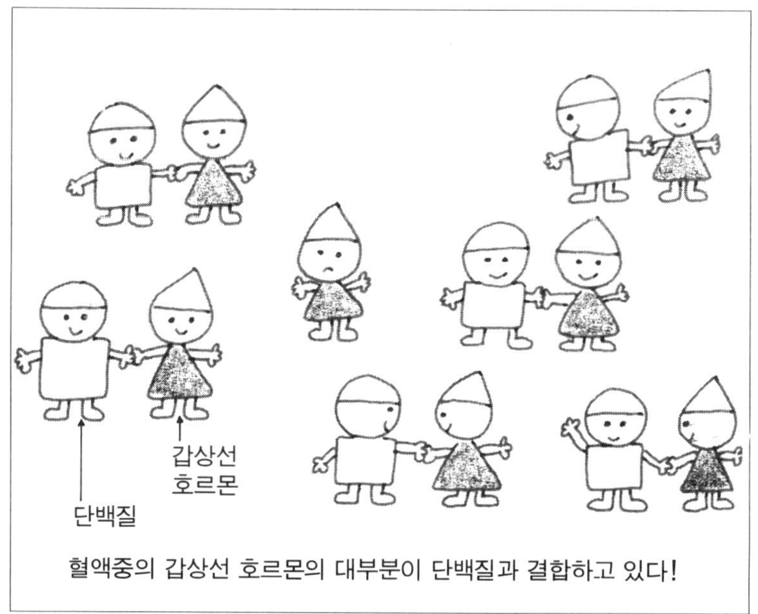

혈액중 사이록신의 양은 혈액 1ℓ 당 0.1mg이다. 그 중 단백질과 결합하고 있지 않는 유리(遊離) 사이록신은 1만분의 3~4에 해당한다.

트리요드 사이로닌은 1ℓ 당 0.01mg이라고 하듯이 매우 미량이고 더구나 그 대부분이 단백질과 결합하고 있기 때문에 분리돼 있는 것은 매우 적다는 사실을 알 수 있다.

그리고 세포 중에는 갑상선 호르몬과 결합하는 단백질이 존재하고 있다.

그 때문에 각각의 유리(遊離) 사이록신이나 유리 트리 요드 사이로닌이 세포막에 도달하면 세포 속으로 들어간 후 이번에는 세포내의 결합 단백질과 결합한다.

더욱이 그것이 세포의 핵에 있는 수용체(레셉터)와 결합하고 이것이 또 핵속에 있는 크로마틴과 결합해서 그 작용을 나타낸다는 것이 최근에 밝혀지고 있다.

이와 같이 갑상선 호르몬의 대부분이 혈액 중의 단백질과 결합해서 존재하고 아주 조금씩 세포와 작용하기 때문에 가령 갑상선 호르몬의 분비가 갑자기 멈춰도 혈액중에 단백질과 결합해서 축적되어 있는 갑상선 호르몬이 서서히 단백질로부터 유리해서 작용하기 때문에 갑자기 결핍이 일어나지는 않는다. 또한 갑상선 호르몬이 급격히 갑상선으로부터 분비되거나 혹은 갑상선 호르몬제를 대량으로 복용해도 그것들은 혈액 중의 단백질과 결합해 버리므로 실제로 세포에 작용하는 갑상선 호르몬의 급격한 증가를 막을 수 있다.

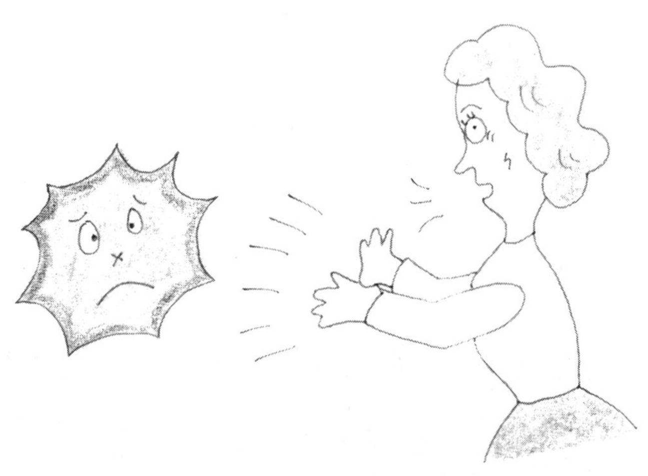

갑상선 ③

갑상선 호르몬의 작용

□ 세포 기능을 정상으로 유지한다

갑상선 호르몬의 작용은 세포의 기능을 정상으로 유지하는 데 도움이 된다는 것이 첫째이다.

가령 갑상선 호르몬이 전혀 없었다고 해도 그 사람의 생명에 관계되는 걱정은 거의 없다. 그러나 아래에서 설명하고 있듯이 몸의 여러 가지 작용이 저하하게 된다.

예컨대 신진 대사(新陳代謝) 속도가 늦어진다.

그 결과 체온이 저하하고 혈압도 내려가고 그 외 탈모 증상이 생기고 땀이 감소하는 등의 증상이 생긴다.

따라서 기온이 높은 열대지역의 경우에는 선천적으로 갑상선 호르몬이 나오지 않는 사람이라도 몇십년이나 갑상선의 기능이 없는 채로도 살아 있는 사람이 있다. 그러나 한랭지의 경우에는 충분하게 보온하지 않으면 갑상선 호르몬이 나오지 않는 사람은 체온이 저하해서 혼수 상태에 빠져 그 결과 사망하는 경우가 있다.

따라서 눈 내린 겨울산 등에서 조난당했을 경우는 갑상선 호르몬이 전혀 안 나온다고 할 정도는 아니더라도 갑상선 호르몬의 분비가 적은 사람 쪽이 다른 사람들보다도 빨리 몸이 약해져서 사망하는 경우도 있다.

또한 갑상선 호르몬이 부족하면 피하를 비롯한 여러 가지 부분에 무코폴리사카 라이드라는 물질이 쌓여 그 결과로서 부증의 증상을 낳는다.

특히 갑상선 호르몬의 부족으로 인해 세포 증식이나 분할이 억제되기 때문에 아이의 경우에는 내버려 두면 정신적, 육체적 발육이 현저하게 늦어지게 된다. 그 결과 그런 아이는 뇌기능이 저하함과 아울러 기억력 저하나 감퇴 등을 불러 일으킨다.

그 반대로 갑상선 호르몬이 너무 많으면 대사가 이상하게 항진해서 에너지가 쓸데없이 사용되므로 먹어도 먹어도 마른다든가 또는 과잉되어서 열을 발산시키므로 말초 혈관이 넓어지고 피부 표면은 뜨거워지면서 붉어지고 땀이 나기 쉬워지는 등의 증상이 일어난다.

게다가 심장 근육이 직접으로 자극받기 때문에 심박수(심장이 움직이는 횟수)가 많아지고 그 때문에 맥도 늘어나서 심장에서 나오는 혈액량(심박출량)이 늘어나서 말초 혈관이 확장되기 때문에 최고혈압은 상승하고 최저혈압은 저하한다.

이상에서도 알 수 있듯이 갑상선 호르몬은 일정량, 정상량이 필요하며 너무 적어도 또 너무 많아도 몸의 기능이 스무드하게 정상으로 이루어지지 않게 된다.

□ 갑상선 호르몬의 조절기능

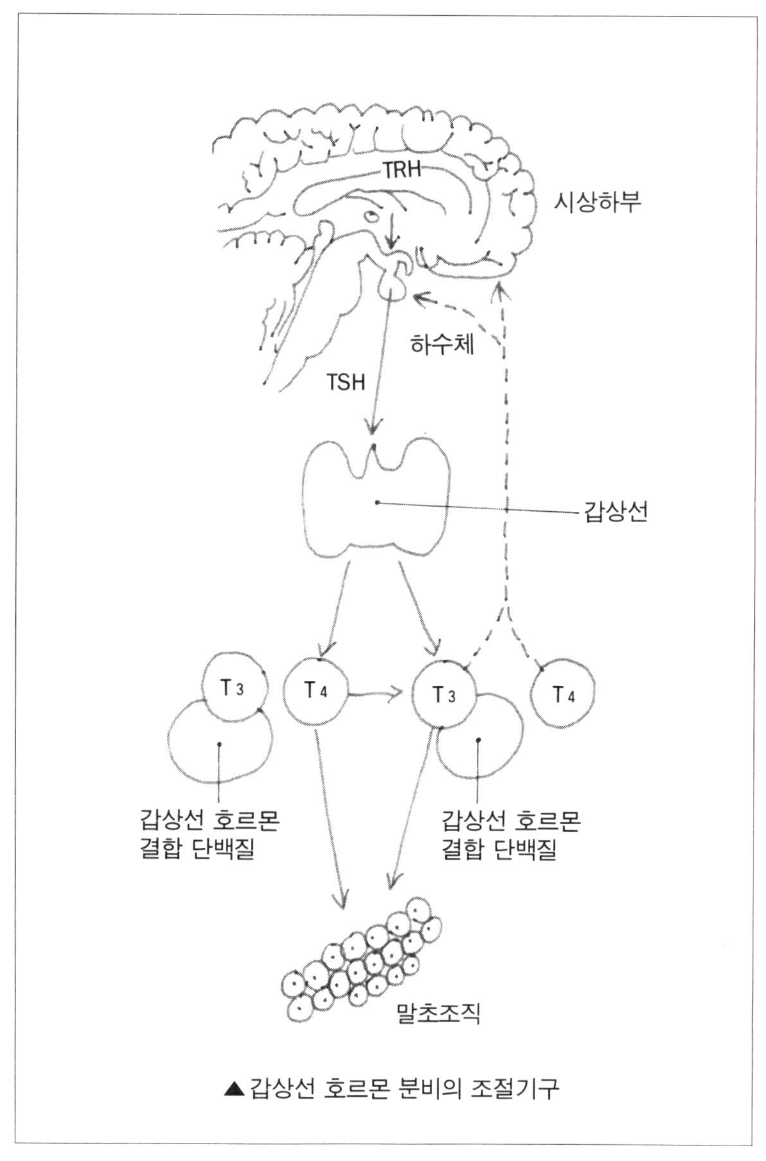

▲ 갑상선 호르몬 분비의 조절기구

그래서 혈액중의 갑상선 호르몬의 작용을 거의 일정하게 유지하는 기구로서 우리들의 몸 속에는 갑상선 호르몬을 조정하는 훌륭한 구조가 있다.

즉 뇌의 거의 중앙부에 있는 하수체(下垂體)에서는 갑상선에 작용해서 갑상선 호르몬의 분비를 촉진하는 갑상선자극호르몬(TSH)이 분비되고 있다.

한편 하수체의 바로 밑에 있는 뇌 부분을 시상하부(視床下部)라고 하는데 이 신경세포에서는 갑상선 자극 호르몬의 분비를 촉진하는 작용이 있는 갑상선 자극 호르몬 방출 호르몬(TRH)이라는 긴 명칭의 호르몬이 분비되고 있다.

따라서 혈액 중에 갑상선 호르몬이 늘어나면 이 조절 기능으로 인해 앞의 갑상선 자극 호르몬 방출 호르몬의 분비나 갑상선 자극 호르몬의 분비가 억제되기 때문에 갑상선에서 나오는 사이록신, 트리요드 사이로닌 2종류의 호르몬 분비가 억제되어 혈액중의 갑상선 호르몬은 정상적으로 유지된다.

다른 한편 갑상선을 수술로 일부분 제거해 버렸을 경우에는 역작용이 작용해서 갑상선 자극 호르몬 방출 호르몬이나 갑상선 자극 호르몬의 분비는 촉진 되고 갑상선에서의 호르몬 분비도 촉진된다.

이런 몸의 기능으로 갑상선 호르몬의 분비는 조절되고 있지만 갑상선 호르몬이 전혀 나오지 않는다는 사람의 경우에는 아무리 갑상선 자극 호르몬이 늘어나도 갑상선 기능 저하증이 된다.

제 3 장

갑상선에는
어떤 병(病)이 있을까

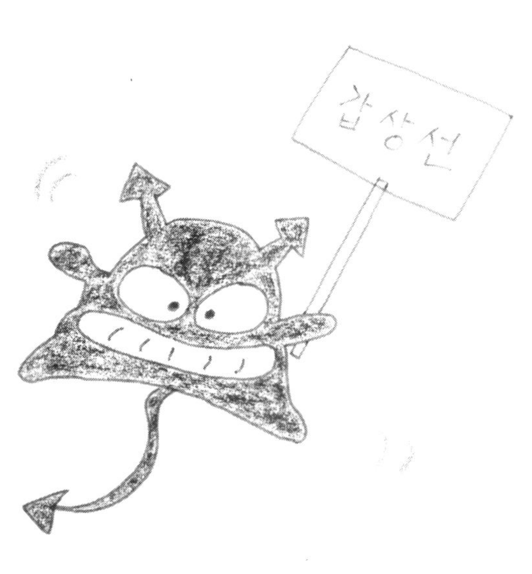

질환 ①

갑상선병이 나타나는 최근의 경향

갑상선 질환에는 다음의 도표와 같이 여러 가지가 있다.

그 중에서 우리 나라 사람들에게 비교적 많은 병은 바세도우씨병, 갑상선 기능 저하증, 갑상선 종양, 하시모토병이라는 이름으로 알려진 만성 갑상선염이다.

여기에서는 이들 병을 중심으로 갑상선 병이 나타나는 방법에 대해서 최근의 경향을 자세히 얘기하기로 한다.

1 환자의 연령층이 높아졌다

● **바세도우씨병**(갑상선 기능 항진증)

우리 나라의 경우 바세도우씨병은 20~30대에 많다고 해 왔지만 요즘 30,40대 혹은 더 고령자에게도 바세도우씨병을 많이 볼 수 있게 되었다.

영국 등에서도 바세도우씨병 환자는 30대, 40대에 많다고 보고되고 있다.

□ 갑상선의 주요 질환과 원인

병　　명	원　　　　인
바세도우씨병 (갑상선 기능 항진증)	자기면역에 의해 갑상선이 자극되어 호르몬이 대량으로 분비된다.
플란마병 (갑상선 기능 항진증)	갑상선에 생긴 혹 속에서 갑상선 호르몬이 대량으로 제조·분비된다.
갑상선 기능저하증	대부분은 자기면역에 의하지만 그 외 갑상선의 방사성 요드요법, 외과적 적출후에 일어난다. 드물게는 원인을 모르는 것도 있다.
크레틴증	선천적으로 갑상선 호르몬이 부족하다.
단순성 갑상선종 (單純性甲狀腺腫)	대부분은 자기면역에 의한 가벼운 갑상선염이 원인이지만 때로 어떤 음식물 성분이 갑상선 호르몬의 제조를 방해하기 때문에 일어난다.
결절성 갑상선종 (結節性甲狀腺腫)	어떤 원인을 계기로 생기는 양성 종양.
선종양 갑상선종 (腺腫樣 甲狀腺腫)	갑상선 조직이 부분적으로 증식해서 몇개의 결절(혹)을 만들고 있다.
분 화 암　{ 유두선암 난포선암 수양암(髓樣癌)	
미분화암(未分化癌)	
만성갑상선염 (하시모토병)	자기면역에 의한다.
아급성(亞急性) 갑상선염	원인은 확실치 않지만 바이러스설이 유력.
무통성(無痛性) 갑상선염	원인불명.
급성갑상선염	화농균에 의한다.

□ 갑상선 질환의 진단법과 치료법

병 명	검사·진단법	주요치료법	비 고
바세도우씨병 (갑상선 기능 항진증)	2종류의 갑상선 호르몬 및 유리 사이록신, 갑상선 자극 호르몬의 측정검사	약물요법, 방사성 요드요법, 외과수술	20~40대 여성에게 많다.
플란마병 (갑상선 기능 항진증)	시진·촉진으로 결절을 본다. 2종류의 갑상선 호르몬, 갑상선 자극 호르몬의 양과 갑상선 방사성 요드 섭취율의 측정검사	외과수술	바세도우씨병보다 극히 드문 병
갑상선 기능 저하증	2종류의 갑상선 호르몬, 갑상선 자극 호르몬, 혈청 콜레스테롤, CPK의 측정검사	갑상선 호르몬제의 복용	30~60대 여성에게 많다. 약년자(10대)에게도 많다.
크레틴증	2종류의 갑상선 호르몬, 갑상선 자극 호르몬의 측정검사	갑상선 호르몬제의 복용	신생아기의 검사로 조기발견이 중요
단순성 갑상선종 (單純性 甲狀腺腫)	시진·촉진으로 목의 부기를 본다. 2종류의 갑상선 호르몬, 유리 사이록신, 갑상선 자극 호르몬, 항사이로글로부린항체, 항마이크롬 항체의 측정검사	갑상선 호르몬제의 복용	여성에게 많다. 만성갑상선염이 섞여 있다.
결절성 갑상선종 (結節性甲狀腺腫)		외과수술, 갑상선 호르몬제의 복용	외견으로는 양성과 악성의 구분이 어렵다.
분화암 (유두선암, 난포선암, 수양암)	갑상선 결절의 촉진 초음파 검사 X-Ray 촬영	외과수술, 방사성 요드요법	20~50세에 많다. 10세 이상의 아이들에게도 발병한다.

□ 갑상선 질환의 진단법과 치료법

병　　명	검사 · 진단법	주요치료법	비　고
미분화암 (未分化癌)	천자흡인세포진(穿刺吸引細胞診) 갑상선 결절의 촉진 초음파 검사 X-Ray 촬영	외과수술, 코발트나 뢴트겐의 조사 (照射)요법	40세~고령자에게 많다. 젊은 층에는 거의 볼 수 없다.
만성 갑상선염 (慢性 甲狀腺炎)	촉진으로 목의 부기를 본다. 혈중항사이로글로부린 항체, 항마이크로좀 항체의 검출, 천자흡인세포진	갑상선 호르몬제의 복용	압도적으로 여성에게 많다. 10대의 아이들에게도 상당히 많다.
아급성 갑상선염 (亞急性 甲狀腺炎)	촉진, 혈침, 갑상선 방사성 요드의 섭취율 측정검사	약물요법(중증에서는 부신피질 호르몬제 복용)	방치해도 1~2개월에 자연히 치유된다.
무통성 갑상선염 (無痛性 甲狀腺炎)	촉진, 갑상선 호르몬 측정, 방사성 요드 섭취율 측정	초기에는 β차단제, 방치해도 된다.	방치해도 1~2개월에 자연히 치유된다.
급성 갑상선염 (急性 甲狀腺炎)	시진, 촉진, 혈침, 백혈구 측정검사	항생물질의 복용, 외과 수술	

　물론 종래와 같이 바세도우씨병의 전형적인 증상을 수반하고 나타나는 환자는 젊은이에게 많지만 고령의 바세도우씨병 환자가 증가한 배경에는 다음과 같은 점을 들 수 있다.

　즉 진찰법의 진보로 지금까지는 간과되고 있던 바세도우씨병 환자나 오진 환자가 정확한 진단을 받게 된 점이다.

● 갑상선 기능 저하증

이전에는 중증의 사람밖에 몰랐다. 그러나 요즘 60세 이상의 고령자에게 가벼운 갑상선 기능 저하증 환자가 많이 발견된다.

종래는 생명에 위험도 없고 보통 일상 생활을 하고 있어도 그다지 지장이 없기 때문에 가벼운 증상의 환자 대부분이 간과되고 있었다.

그러나 요즘에는 갑상선 기능 항진증의 경우와 마찬가지로 진찰법의 진보로 경증의 갑상선 기능 저하증 환자도 발견하게 된 것이다.

또한 이 갑상선 기능 저하증이라는 병은 노령화와 함께 증가하는 추세에 있고 더구나 경증 환자가 진단받게 되었기 때문에 점점 더 고령의 갑상선 기능 저하증 환자가 늘고 있는 것이다.

앞으로 인구가 고령화되기 때문에 갑상선 기능 저하증 환자는 늘어날 추세에 있다.

② 경증자(輕症者)를 발견할 수 있게 되었다

이것은 다른 병에 대해서도 마찬가지겠지만 갑상선 질환에 나타나는 최근 특징은 의학의 발달로 인해 경증 환자를 간과하는 일이 없어졌음과 아울러 정확한 진단을 하게 된 것이다.

원래 젊은 사람에게 볼 수 있는 전형적인 바세도우씨병을 예로 들어도 갑상선이 부어 있다든가 눈이 튀어나온다는 식으로 눈으로 식별할 수 있을 만큼 확실한 증상으로 발병하는 경우는 많지 않다.

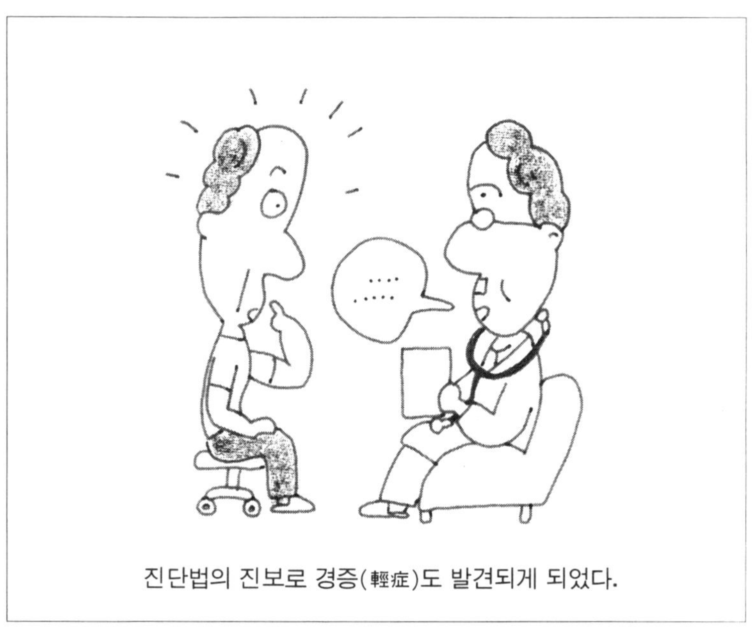

진단법의 진보로 경증(輕症)도 발견되게 되었다.

비교적 그런 증상을 많이 볼 수 있는 젊은 사람에게 한한 경우라도 바세도우씨병 환자 중에서 눈이 튀어나오는 증상은 전체의 반 이하이다.

확실히 검사로 측정해 보면 조금 눈이 나와 있다는 경우는 많지만 임상적으로 확실히 눈이 나와 있는 예는 많지 않다.

옛날에는 바세도우씨병 환자는 모두 눈이 튀어나와 있는 것처럼 일컬어진 적이 있었는데 이것은 그런 전형적인 증상의 환자밖에 발견되지 않았다는 것이다.

즉 젊은 사람의 경우도 눈이 나와 있지 않는 사람은 바세도우씨병이 간과되고 있었다는 얘기이다.

바세도우씨병의 경우 초조해하고 화를 잘 내는 등 정신불안 증상이나 식욕 항진 등의 증상은 젊은 사람에게 많이 볼 수 있지만 동계(動悸)라든가 손 떨림이라는 증상은 고령자에게 많이 볼 수 있다.

또한 바세도우씨병 환자라고 해서 모두 한결같이 식욕이 증가하느냐 하면 그렇지는 않다.

특히 고령의 바세도우씨병 환자에게는 식욕 항진이라는 증상은 별로 볼 수 없는 것이 일반적이다.

더욱이 고령의 바세도우씨병 환자는 심장병 증상을 수반해서 일으키는 경우가 많다.

그 때문에 뒤의 '착각하기 쉬운 증상'의 장에서 자세히 얘기하겠지만 심장병으로 오진되거나 하는 경우가 많다.

갑상선(甲狀腺) 기능 저하증의 경우에도 경증(輕症) 환자가 발견되게 되었지만 그 결과 지금까지 그 증상에서 만성 변비, 치료되기 어려운 빈혈, 원인불명의 부증(浮症) 혹은 노인 치매로 진단받아 온 사례 가운데 상당히 많은 사람이 갑상선 기능 저하증 환자였음을 알 수 있었다.

그 외 갑상선 암에 대해서도 진찰법의 진보로 인해 조기 발견이 가능해졌다.

갑상선 암은 그 대부분이 비교적 양성 유두선암이나 난포선암이라는 분화암(分化癌)이기 때문에 조기발견·조기치료로 암진단을 받아도 30~50년이나 건강한 사람과 같은 정도로 일상생활하고 있는 사람이 많아지고 있다.

따라서 갑상선의 부기(浮氣)나 응어리를 깨달으면 갑상선 종양을 의심하고 전문의의 진찰을 받도록 하자.

전문의는 진단에 필요한 여러 가지 검사를 해서 그 종양이 암인지 어떤지의 확정진단을 해 준다.

또한 깨달으면 곧 전문의를 찾는다는 그런 자주적이고 적극적인 검진이야말로 병의 조기 발견, 조기 치료를 가능케 한다.

③ 신생아기(新生兒期)에 크레틴증의 발견 가능

크레틴증(선천성 갑상선 기능 저하증)은 신생아기에는 증상이 눈에 안 띄기 때문에 임상적인 진단을 하기 어려웠다.

옛날에는 그런 환자의 대부분이 간과되어 왔지만 현재는 아기의 탄생후 5~6일째에 크레틴증 검사를 포함한 혈액검사를 할 수 있게 되었다.

단, 비용은 신생아의 부모쪽이 부담하기 때문에 희망자에게 하는 것이 원칙이다.

그 결과 크레틴증 아기도 조기에 전문의의 치료를 받을 수 있게 되어 건강한 아기와 마찬가지로 성장 발육할 수 있게 되었다.

정신적·육체적으로 아기의 성장과 발육에 적지 않은 영향을 주어서 정상인으로 살아가는데 있어 심각한 장애의 요인이

되게 하는 신생아의 크레틴증은 그 결과의 심각성에도 불구하고 간과되기 쉬운 특징에 의해 그 병의 조기 치료가 어려웠었다.

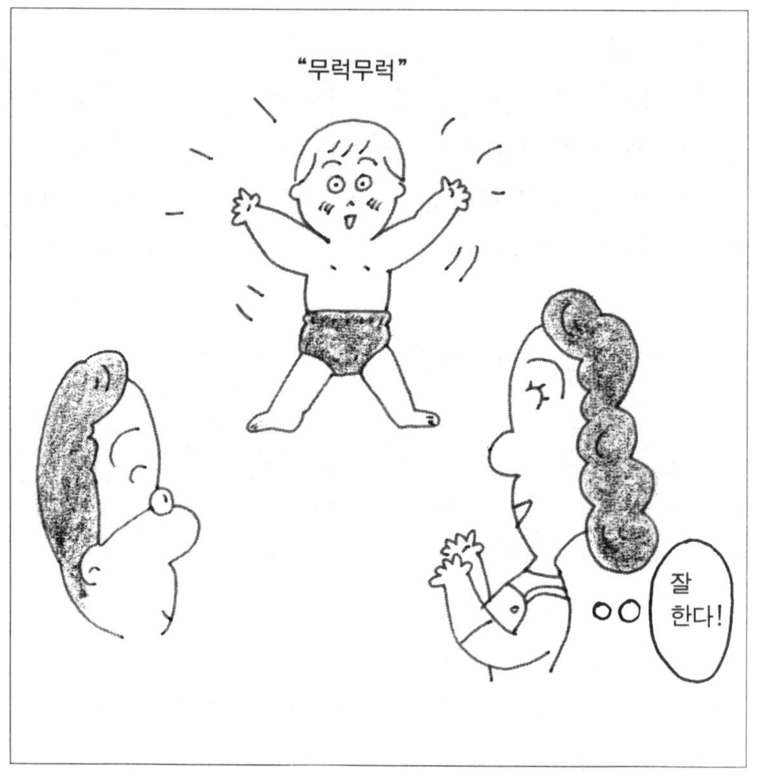

그러나 소량의 혈액검사만으로 크레틴증의 증상 유무를 판별할 수 있게 된 것은 부모나 신생아 모두에게 참으로 다행스러운 의학의 진보라고 하겠다.

질환 ②

갑상선병의 특징과 진단법

① 바세도우씨병(갑상선 기능 항진증)

● 바세도우씨병의 증상

갑상선 기능 항진증은 그 대부분(99%까지)이 바세도우씨병이라고 할 수 있다.

또한 바세도우씨병은 남녀비가 1대 4 내지 1대 5로 여성에게 일어나기 쉬운 병이다.

바세도우씨병은 20대, 30대의 젊은 여성에게 많다고 일컬어져 왔지만 현재는 젊은 여성뿐 아니라 30대, 40대의 여성 또는 60세 이상의 고령자에게도 많이 나타나는 것으로 알려졌다.

그런데 어떤 증상이 나타나면 바세도우씨병어라고 할 수 있느냐인데 한가지 증상만을 들어 '당신은 바세도우씨병이다'라고 말할 수는 없다.

갑상선 호르몬이 너무 많은 결과, 아래에 드는 구체적인 증상이 나타나기는 하지만 이들 증상의 모두를 갖춘 바세도우씨

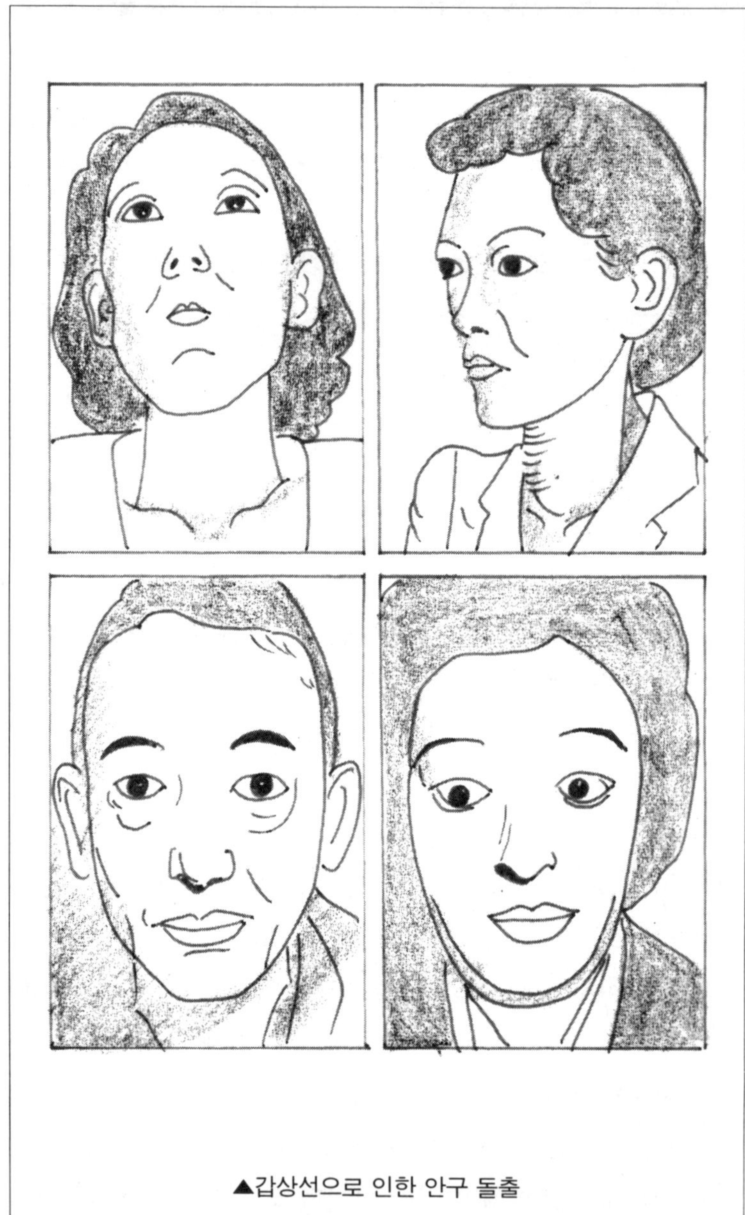

▲갑상선으로 인한 안구 돌출

병이라는 것은 적다.

또한 '갑상선 질환이 나타나는 최근의 경향'에서 얘기했지만 젊은 나이의 사람에게 나타나는 증상과 고령자에게 나타나는 증상 특히 60세 이상에 나타나는 증상에서는 차이가 있음도 알 수 있다.

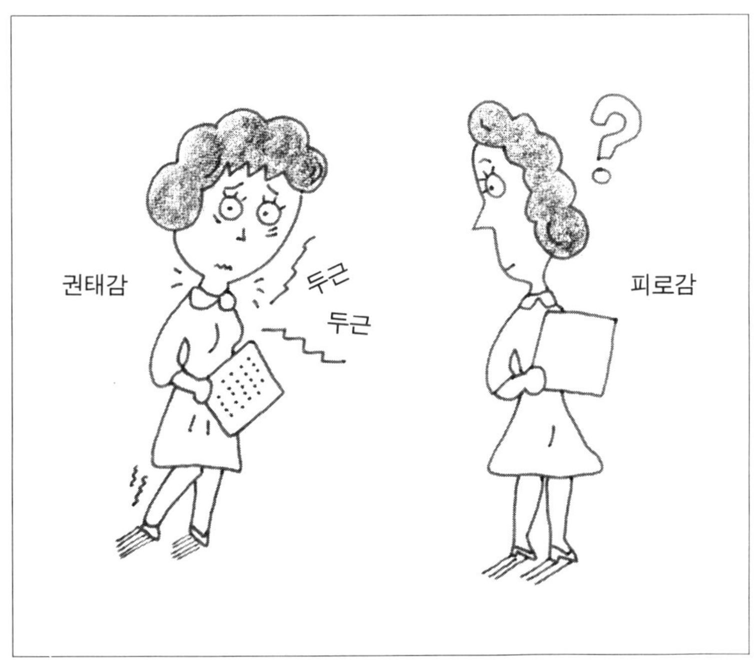

따라서 바세도우씨병을 간과하지 않기 위해서는 바세도우씨병의 증상이라는 것이 한 가지라도 있으면 바세도우씨병을 의심하고 내과나 전문의의 진찰을 받는 것이 바람직하다.

● **자각할 수 있는 증상**

① 갑상선의 부기(浮氣).

② 동계(動悸＝심계항진 ; 心悸抗進).

③ 안구 돌출.

④ 전신의 권태감, 피로감.

⑤ 체중 감소.

⑥ 식욕 항진.

⑦ 수족의 떨림(특히 손가락 떨림).

⑧ 땀을 흘리기 쉽다.

⑨ 운동시의 숨참.

⑩ 정신적으로 흥분하기 쉽다(초조해하고 화를 잘 내게 된다).

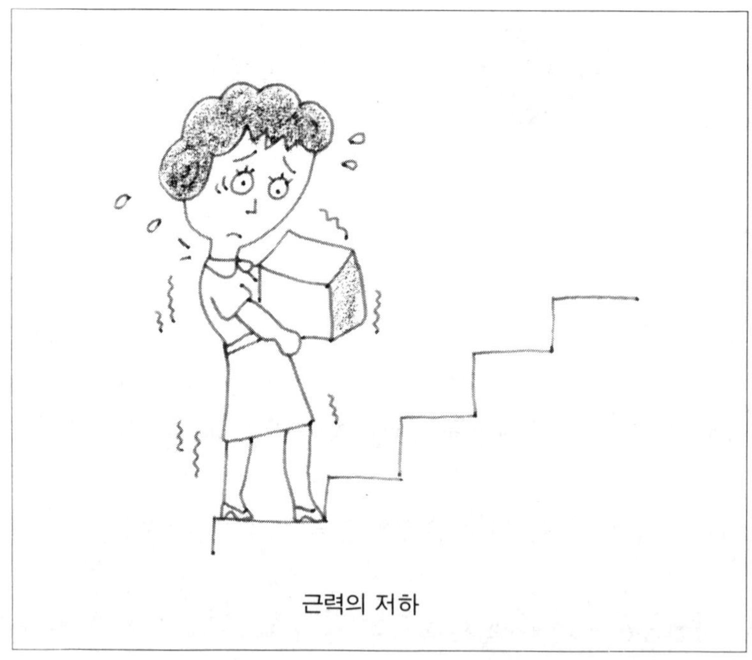

근력의 저하

⑪ 월경 이상(월경의 양이 줄거나 불순이 된다).

⑫ 미열(微熱).

⑬ 설사.

⑭ 불면.

⑮ 근력 저하(특히 팔과 다리).

⑯ 수족 마비(남성에게 많지만 드물게 나타난다).

● **진찰, 검사로 알 수 있는 증상**

① 맥박수 증가(1분간 90이상).

② 부정맥(不整脈).

③ 고혈압(최고혈압의 상승, 최저혈압의 저하).

④ 소변에 당(糖)이 나온다.

⑤ 피부색소의 증가(색이 검어지는 등).

● **바세도우씨병의 검사**

진단을 위한 검사법으로서는 혈액중의 사이록신과 트리요드 사이로닌 2종류의 갑상선 호르몬을 측정하여 각각의 증가가 인정되면 바세도우씨병이라는 진단을 내릴 수 있게 된다. 검사 는 보통 하루에 끝난다.

● **혈중 갑상선 호르몬의 측정**

혈액중의 사이록신이 1ml당 13γ% 이상, 또 트리요드사 이로닌이 1ml당 190γ% 이상치가 되면 바세도우씨병이라고 진단된다.

단, 혈액 중의 갑상선 호르몬의 반 이상은 사이록신 결합 글로부린(TBG)과 결합하고 있기 때문에 그 결합 글로부린이 선천적으로 결핍된 사람이나 임신 그 밖의 원인으로 증가해 있는 사람의 경우는 혈액중의 갑상선 호르몬이 높거나 낮게 나타나는 경우가 있어 갑상선에서 분비되고 있는 호르몬의 많고 적음을 판단할 수 없는 경우가 있다.

그 경우는 오진을 하지 않기 위해서 혈액중의 갑상선 호르몬을 측정함과 동시에 혈액중의 사이록신 결합 글로부린(TBG)이나 혹은 혈액중의 글로부린과 결합하지 않고 존재하고 있는 유리 사이록신이나 유리 트리요드 사이로닌을 측정할 필요가 있다.

더욱이 갑상선 자극 호르몬(TSH)의 측정을 하면 바세도우씨병 환자는 갑상선 자극 호르몬이 감소해 있다.

이상의 사실로 현재 바세도우씨병을 진단하기 위해서는 다음의 3가지를 측정하면 틀림없이 진단할 수 있다.

① 사이록신과 트리요드 사이로닌과의 측정
② 유리 사이록신과 유리 트리요드 사이로닌의 측정
③ 갑상선 자극 호르몬(TSH)의 측정

● **갑상선의 방사성 요드의 섭취율**

이상의 검사법으로 진단이 어려운 경우에는 갑상선의 방사성 요드 섭취율이라는 검사를 하는 경우가 있다. 이것은 체내에 방사성 물질을 넣어야 하기 때문에 다른 방법으로는 도저히 진단이 어려운 경우에만 하는 검사법이다.

미량의 방사성 요드(131I나 123I)를 복용하고 24시간 내에 몇 퍼센트의 방사성 요드가 갑상선에 모였는지를 기계로 측정한다.

방사성 요드의 섭취율은 건강한 사람의 경우 40% 이하의 수치이지만 바세도우씨병 환자의 경우는 40% 이상이 된다.

●기초 대사율의 측정

전에는 몇 분간 관(管)을 물고 호흡에 의한 산소 소비량을 측정·계산하는 기초 대사율의 측정법이 이루어졌다. 그러나 이 방법은 사람 손이 많이 가고 더구나 여러 가지 갑상선 기능 이외의 원인으로 측정 수치가 영향받기 쉬워 정확성이 부족하다는 등의 결점이 있기 때문에 현재는 거의 이루어지지 않는 검사가 되었다.

② 플란마병(갑상선 기능 항진증)

●플란마병의 증상

갑상선에 혹(선종)이 생겨 거기에서 갑상선 호르몬이 많이 분비되기 때문에 일어나는 갑상선 기능 항진증이다.

외국에서는 갑상선 기능 항진증의 4~5%의 사람에게 볼 수 있지만 동양권에서는 0.5%로 200명에 1명 있을까 말까한 드문 병이다.

증상은 바세도우씨병과 같지만 안구 돌출은 일어나지 않는다.

자각증상으로서는 알기 어렵고 의사의 진찰이나 검사에 나나타는 증상으로써 맥박수가 증가하거나 심방세동(心房細動)이 일어나기 쉽고 심부전을 일으키는 경우가 적지 않다고 한다.

● 플란마병의 검사

진단을 위해서는 혈중 갑상선 호르몬의 측정과 함께 갑상선의 방사성 요드의 섭취율을 측정함으로써 혹 부분에만 방사성 요드가 모이는지 어떤지를 조사해서 판단한다.

③ 갑상선 기능 저하증(점액수종)

갑상선 호르몬이 부족하기 때문에 일어나는 갑상선 기능 저하증은 선천적으로 갑상선 호르몬이 없는 경우에는 크레틴증이 되고 후천적으로 발병했을 경우는 점액수종(粘液水腫)이 된다. 최근은 갑상선 기능 저하증이라고 부르고 있다.

● 갑상선 기능 저하증의 증상

갑상선 기능 저하증도 여성에게 많이 일어나는 병이다. 남녀의 비율은 1대 5 내지 1대 6 정도라고 한다.

성인이 되고 나서 일어나는 경우에는 40대, 50대 사람에게 많다고 하지만 이 병은 노령화와 함께 증가하는 경향에 있기 때문에 60세 이상에도 가벼운 증상의 것은 상당히 많다.

또한 1~2세의 극히 유아기 때에 발별하는 것은 약년성(若

年性) 갑상선 기능 저하증이라고 하는데 20대, 30대가 되고 나서 이 병에 걸리는 사람도 상당히 있다.

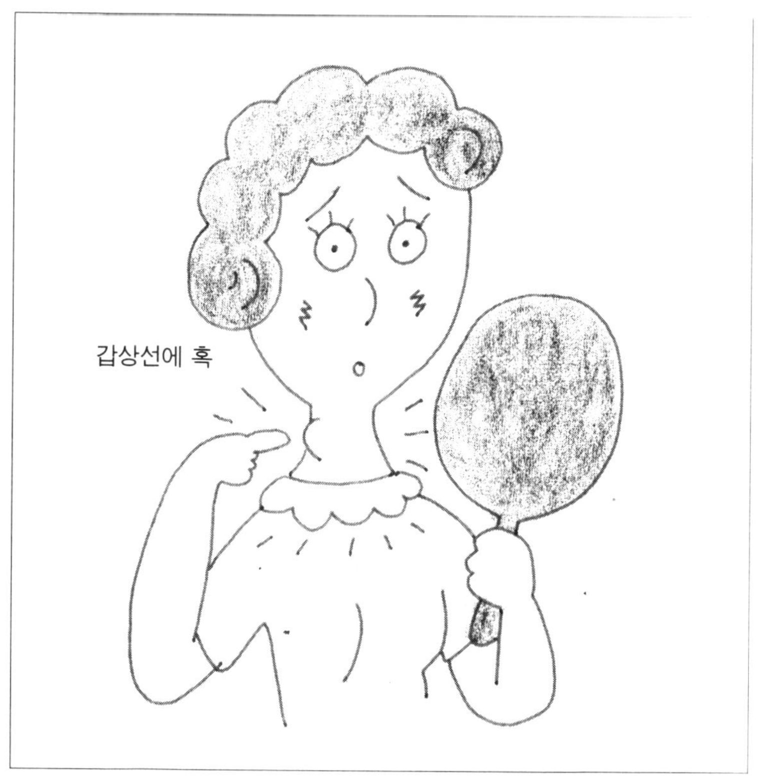

따라서 현재는 갑상선 기능 저하증 발증(發症)의 피크는 30~60대 사람까지로 폭넓다고 하겠다.

● 특징적인 증상은 부증

갑상선 기능 저하증의 특징적인 증상은 피부의 부증(浮症)이다. 부증을 누르면 가루를 반죽하는 듯한 느낌이 난다고 한다.

　더구나 이 부증은 손가락으로 눌러도 움푹 패이지 않는 경우와 움푹 패이는 경우가 있다.

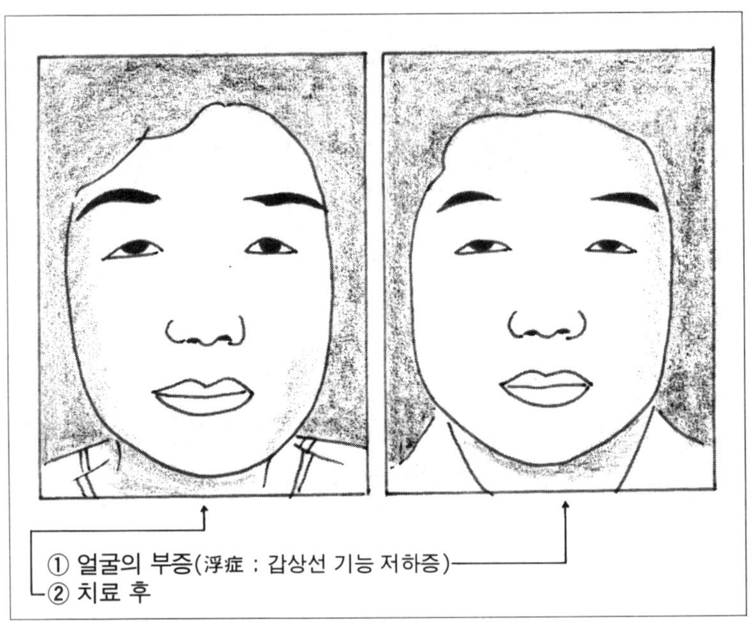

　부증은 전신에 일어나지만 특히 안면에 강하게 나타나서 눈꺼풀이 붓기 때문에 눈이 가늘어지고 입술은 두껍고 뺨은 쳐지고 코는 퍼져 보기 싫다. 그 때문에 특유의 멍청한 얼굴이 된다.

　● 치매증의 증상이 나타난다

　특징적인 증상이 나타나는 사람의 경우는 부증과 함께 머리도 벗겨지고 기력도 없어지며 동작이 둔해진다. 입도 천천히 굳어져서 말이 확실치 않고 가끔 목소리가 쉬는 경우가 있다.

또한 가끔 낮에 졸려서 누우면 곧 잠들어 버린다.

그 외 피부는 차고 버석거리며 모발은 윤기가 없어지고 끊어지기 쉬우며 빠지기 쉬워진다. 수족도 차고 추위를 잘 탄다.

● 여성에게는 월경 이상이 일어난다

여성의 경우는 처음은 월경이 많아진다. 중증이 되면 월경 불순에서 무월경이 된다.

또한 남녀 모두 성욕이 저하한다.

이상 외 식욕이 없어지고 변비에 걸리는 경우가 많고 때로는 구토, 복부팽만감, 복통 등을 수반하는 경우가 있다.

● 경증(輕症)의 경우에는 증상이 나타나기 어렵다

바세도우씨병과 마찬가지로 갑상선 기능 저하증 사람이라고 해서 이상에 든 증상이 모두 나타나는 것은 아니다.

특히 경증인 사람의 경우는 자각·타각할 수 있는 증상중 일부가 나타나는데 불과하다. 더구나 서서히 나타나기 때문에 본인이 병임을 깨닫지 못한다.

젊은 사람의 경우도 그렇지만 60세 이상의 갑상선 기능 저하증에서는 진단이 어려워 간과되는 경우가 많다.

따라서 이하에 드는 것 같은 증상이 하나라도 있으면 갑상선 기능 저하증을 의심하고 의사의 진찰을 받는 것이 바람직하다.

① 부증(전신에 일어난다).

② 수족이 차고 추위를 탄다.

③ 피부가 차고 버석거린다.

④ 전신의 권태감, 피로감.

⑤ 목소리가 쉰다.

⑥ 말을 빨리 할 수 없다(말이 느려진다).

⑦ 털에 윤기가 없고 끊어지기 쉽고 빠지기 쉬워진다.

⑧ 식욕이 없어지고 변비에 걸리기 쉬워진다.

⑨ 혀 비대.

⑩ 정신적으로 불안정해진다.

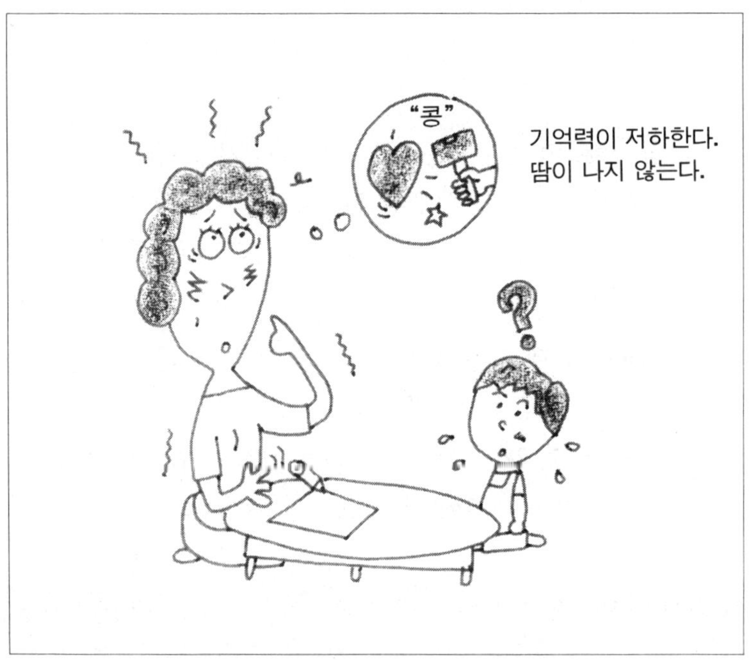

⑪ 월경이상(월경과다, 월경불순, 무월경).

⑫ 기억력이 저하한다.

⑬ 땀이 나기 어려워지거나 혹은 땀이 나지 않는다.

⑭ 수족이 저리다.

⑮ 동계.

⑯ 근육의 당김(특히 수족이나 어깨 근육에 일어난다).

● 이런 사람에게는 일어나지 않는다

이 갑상선 기능 저하증은 원인 모르게 일어나는 경우가 많지만 최근에는 그 대부분이 만성갑상선염(하시모토병)과 마찬가지로 자기면역에 의해 일어난다는 사실을 알게 되었다.

자신의 갑상선 세포성분에 대한 항체가 생겨 항원항체반응으로 갑상선에 염증을 일으켜서 그 결과 갑상선의 조직을 파괴하는 것이라고 생각되어지고 있다.

수년전 모 의료원에서 갑상선 기능 저하증 환자 205명에 대해 그 증세가 일어난 계기를 조사한 결과 다음에 드는 병이나 병 치료 등으로 인해 일어나는 경우가 있음을 알게 되었다고 한다.

① 만성갑상선염(하시모토병), 갑상선종양 등에 속발해서 일어난다.

② 바세도우씨병이나 갑상선 종양의 방사선 요드치료에 의해 갑상선 조직이 너무 파괴되었다.

③ 바세도우씨병 외과수술로 갑상선을 너무 제거해 버렸다.

④ 갑상선암의 외과수술로 갑상선을 너무 제거해 버렸다.

⑤ 갑상선 기능 항진증에서 저하증이 되었다.

⑥ 선천성 무갑상선인 경우.

⑦ 갑상선 자극 호르몬(TSH) 단독 결손증.

이상의 대부분은 치료를 받고 있는 전문의사의 관리하에 있어 그 후의 병 경과가 변화함으로써 조기에 발견할 수 있었다.

또한 앞에서 서술한 같은 체험이 있는 사람에게는 갑상선 기능 저하증의 증상이 나타나면 곧 담당의의 진찰을 받도록 한다.

● 갑상선 기능 저하증 검사

갑상선 기능 저하증 진단에는 혈액중의 사이록신과 트리요드사이로닌 2종류의 갑상선 호르몬 및 갑상선 자극 호르몬(TSH)의 측정, 혈청 콜레스테롤이나 혈청(CPK ; 크레아티닌 인산효소)의 측정검사가 이루어진다.

더구나 이 병의 경우에는 혈중 갑상선 호르몬이나 갑상선의 방사성 요드 섭취율은 감소하고 혈중 갑상선 자극 호르몬(TSH)은 현저하게 증가하며 또 혈청 콜레스테롤이나 CPK는 증가한다.

4 크레틴증

● 크레틴증 증상

선천적으로 갑상선 호르몬이 부족하기 때문에 일어나는 병으로 최근에는 신생아 때도 조기 발견 치료할 수 있게 되었다.

원인으로써 선천적으로 갑상선이 없는 경우나 매우 작은 경우와 갑상선은 있지만 그 속에서 갑상선 호르몬을 만드는 산소가 선천적으로 없는 경우가 있다.

후자의 갑상선 호르몬을 만드는 산소가 선천적으로 없는 경우에는 아기의 갑상선은 부어 커져 있다.

● 지능, 육체의 성장 발육이 늦다

크레틴증은 정신적·육체적으로 아기의 성장, 발육에 현저하게 영향을 주는 것이 특징이다.

따라서 생후 수개월에 볼 수 있는 증상은,

① 너무 얌전하다(동작이 둔하고 주위에 관심을 보이지 않는다).

② 너무 잠을 많이 잔다.

③ 젖을 먹는 양이 적다.

④ 변비(장관운동의 감소에 의한다).

등이 주요 원인으로 이러한 증상들은 신생아기(생후 4주일)에는 별로 눈에 안 띄는 확실치 않은 것뿐이다. 그 때문에 조기에 발견되지 않는 경우가 많다.

또한 이 시기에는 임상적인 진단도 내리기 어렵다.

탄생부터 3개월 정도 지나면 지능 발육의 뒤떨어짐이나 육체적인 발육의 뒤떨어짐이 눈에 띈다.

육체적으로는 신장이 별로 자라지 않고 수족이 동체에 비해 짧고 머리가 크다는 것이 특징적인 증상으로 이러한 특징도 좀체로 겉으로 드러나지 않는다.

그 외 갑상선 기능 저하증에 걸린 이들의 얼굴과 마찬가지

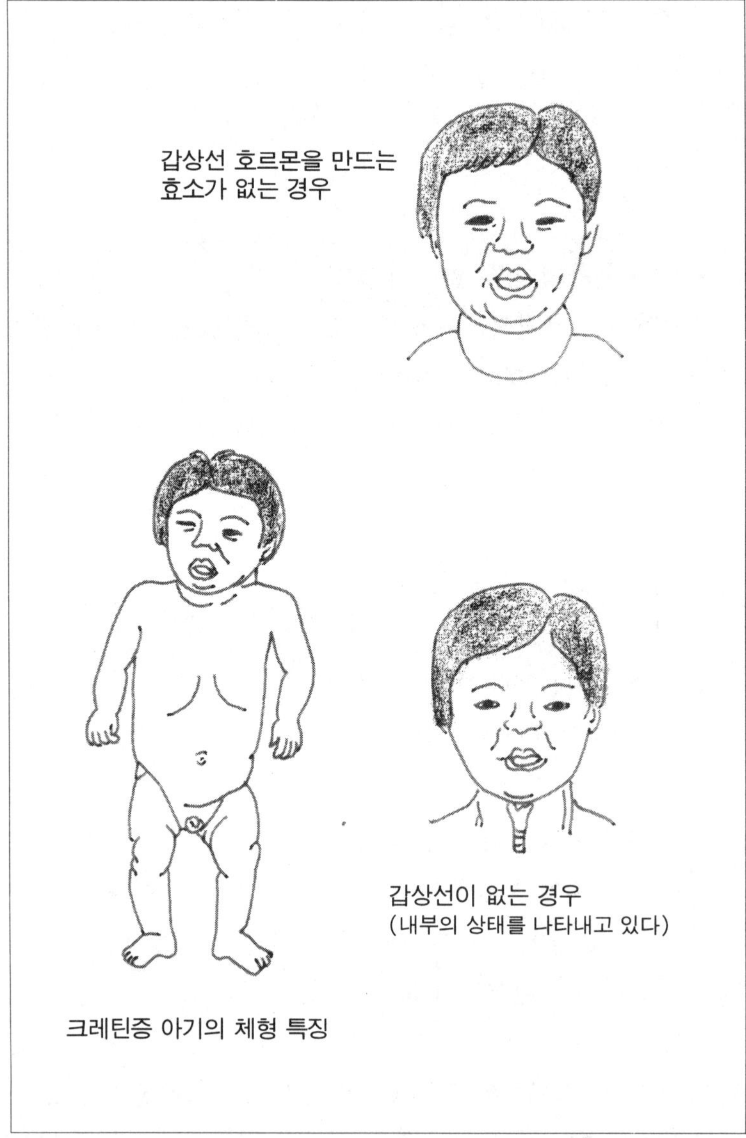

로 얼굴은 붓고 버석버석하며 또 입술은 두껍고 코는 낮고 가

로 퍼진 특유의 얼굴 모양이 된다.

또한 피부도 두꺼워지고 버석거린다.

● 생후 3개월 이내에 발견, 치료하는 것이 중요

크레틴증은 생후 3개월 이내에 발견해서 전문의의 치료를 받으면 육체적인 발육도 정신적인 발육도 거의 정상으로 돌아간다.

그러나 병 발견이 그보다 늦어졌을 경우에는 육체적인 발육은 차치하고 지능을 정상인과 같은 정도로까지 발육시킬 수 없게 된다고 한다.

따라서 크레틴증에서는 조기 발견 · 조기치료가 무엇보다도 중요하고 필요하다.

현재는 신생아기에 소량의 혈액으로 검사를 할 수 있다(스크리닝 시험).

이미 얘기했듯이 아기가 태어난 병원에 희망을 하면(진료비 본인 부담) 출산 후에 검진을 받을 수 있다. 혹은 단골 소아과나 내과 의사에게 검사를 의뢰함으로써 크레틴증의 조기발견을 할 수 있게 되었다.

신생아기에 발견해서 조기에 치료를 시작하면 아기는 건강하게 성장할 수 있다.

● 크레틴증 검사

아기의 발바닥에서 주사기로 소량의 혈액을 체액해서 특정 여과지에 흡수시켜 검사하는 것이다. 매우 간단한 검사이다.

크레틴증 진단에는 혈액중의 사이록신 또는 갑상선 자극 호르몬(TSH)을 측정한다.

5 갑상선종(甲狀腺腫)

갑상선종에는 단순성 갑상선종과 결절성 갑상선종이 있다.

● 단순성(單純性) 갑상선종의 증상

갑상선이 있는 부위 전체가 거의 한결같이 부어 있고 그 외에는 바세도우씨병이나 갑상선 기능 저하증에 볼 수 있는 것 같은 증상은 하나도 나타나지 않는다.

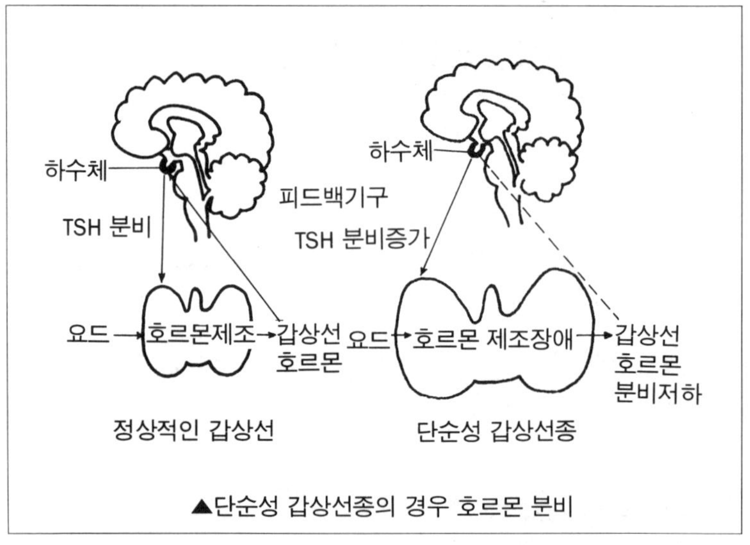

▲단순성 갑상선종의 경우 호르몬 분비

이 갑상선의 부기(浮氣)는 어떤 원인으로 갑상선 호르몬 제조에 장애가 일어나서 그 때문에 갑상선이 크게 붓는 것이라고 생각되고 있다.

즉 갑상선에서 호르몬을 만드는 것을 방해하는 물질이 음식 속에 포함되어 있거나 요드의 부족이나 식염의 과다섭취 등이 있거나 하면 갑상선에서 호르몬 제조가 방해받는다.

그 결과 그림과 같이 갑상선에서의 갑상선 호르몬의 분비가 감소해서 하수체에서의 갑상선 자극 호르몬(TSH)의 분비가 증가하여 그것이 갑상선을 자극하여 크게 붓게 한다는 것이다.

그러나 최근에는 단순성 갑상선종이라고 생각되고 있는 것 중에 나중에 서술될 만성갑상선염(하시모토병)이 상당히 섞여 있음을 알게 되었다.

● 단순성 갑상선종의 진단과 치료

단순성 갑상선종 진단에는 우선 시진(視診)과 촉진(觸診)에 의해 갑상선의 부어 있는 상태를 조사한다.

또한 이 병의 경우 갑상선의 부기는 만져 보면 부드럽지만 단순성 갑상선종으로 오해하기 쉬운 만성갑상선염의 경우, 다소 딱딱함이 있다. 이 갑상선 부기의 딱딱함을 판정하는 것이 병 진단에 중요한 의미를 갖지만 촉진에 숙련되지 않은 의사에게는 두 병의 구별은 쉽지 않다.

그래서 임상적으로 진단이 어려운 경우는 다음에 드는 각종의 갑상선 기능 검사를 해서 진단을 하고 있다.

① 혈중 갑상선 호르몬의 측정

② 사이로이드 테스트, 마이크로좀 테스트

이상의 검사로 단순성 갑상선종의 진단이 나오게 되는데 갑
상선 자극 호르몬이 증가해 있을 경우에는 치료로써 갑상선 호
르몬제를 복용하면 하수체에서의 갑상선 자극 호르몬(TSH)
의 분비가 감소해서 부어 있던 갑상선은 작아진다.

● **결절성(結節性) 갑상선종 증상**

갑상선에 혹이 생겨 그 부분이 부어 있다. 혹은 눈으로 보아
목 전면(前面)에도 둥그스름하면서 불룩한 부분이 보이는 것
으로 둥근 모양을 하고 있다. 그러나 단순성 갑상선종과 마찬

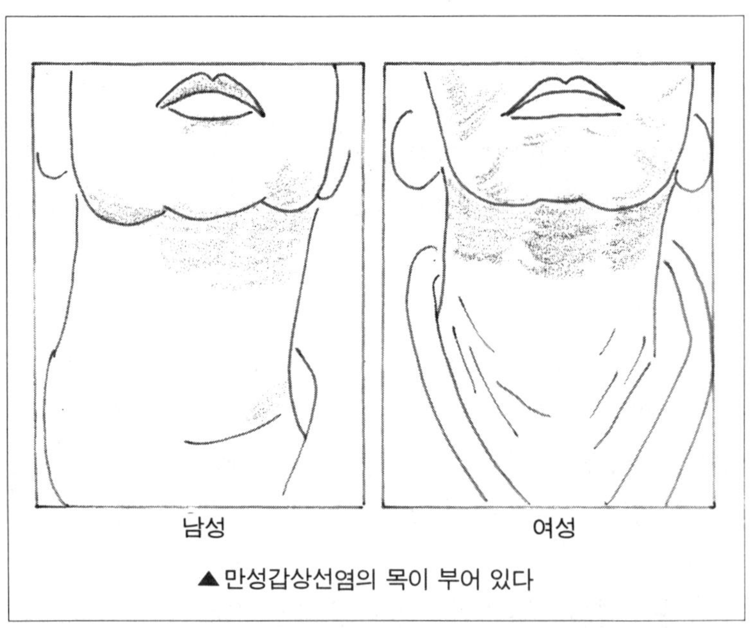

▲ 만성갑상선염의 목이 부어 있다

가지로 전신적인 증상은 특별히 나타나지 않는다.

이것은 갑상선 호르몬의 분비량이 특히 증가하거나 감소하고 있지 않기 때문이다.

갑상선에 혹이 생기는 것에는 2가지 경우가 있다.

① 선종(양성의 갑상선 종양)

② 선종양 갑상선종(갑상선 조직이 부분적으로 증식해서 혹을 만들고 있다)

더구나 갑상선에 혹이 생기는 것은 이 밖에 갑상선암이 있다.

선종(腺腫)과 선종양 갑상선종의 경우에는 갑상선 호르몬제의 복용으로 혹이 작아지는 경우도 있지만 갑상선 호르몬제를 복용해도 작아지지 않는 경우가 많다고 한다. 실제의 일상 생활에는 혹이 있어 작아지지 않더라도 그 혹이 매우 커서 주위의 조직을 압박하고 있거나 또는 외견상 목에 혹이 있어 거북함 등이 없는 한 조기에 수술을 할 필요는 없다고 할 수 있다.

그러나 외견만으로는 그 혹이 양성인지 악성인지 진단이 어렵다고 할 수 있다.

따라서 갑상선에 혹이 있음을 깨달으면 전문의의 진찰을 받을 필요가 있다.

● **결절성 갑상선종 진단과 치료**

결절성 갑상선종, 선종양 갑상선종 모두 다음 방법으로 진단한다.

① 갑상선의 촉진 ② 초음파 검사 ③ X-Ray 촬영 ④ 천자 흡인 세포진

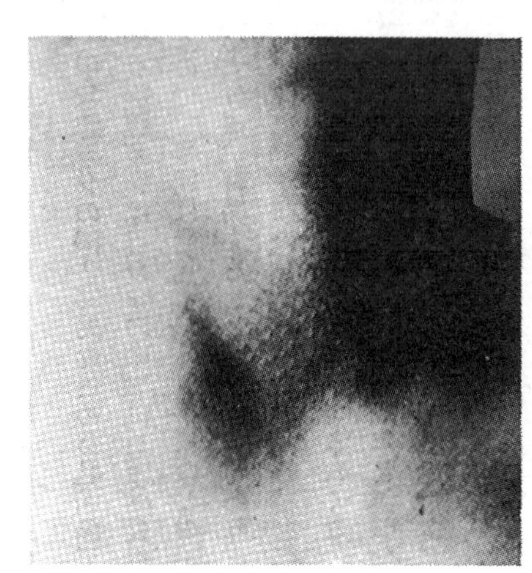

결절성 갑상선종 혹

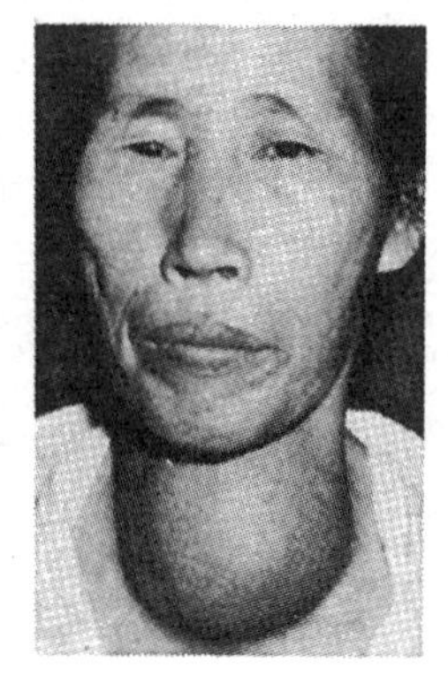

양성 갑상선종양의
부기(浮氣)

일반적으로 양성인 혹의 경우는 직경 3~4cm 정도로 더 이상은 커지지 않는 것이 많다. 또한 중심부에 변화가 일어나서 액체가 고여 있는 것이 많은데 선종이라도 내용물이 세포로 가득 차 있는 것도 있다.

이 내용물이 세포로 가득 차 있는 선종일 경우 훨씬 커지는 경우도 있다.

그래서 최근에는 양성인 혹의 경우라도 어느 정도 이상 큰 것은 빠른 시일 안에 외과수술로 제거해 버리는 편이 좋다.

6 갑상선암 (甲狀腺癌)

갑상선암은 분화암(分化癌)과 미분화암(未分化癌)으로 나눠지고 분화암에는 유두선암(乳頭線癌), 난포선암(卵胞線癌), 수양암(髓樣癌)이 포함된다.

갑상선암의 80~95%를 차지하는 유두선암이나 난포선암은 암 중에서는 비교적 양성의 것으로 조기에 발견해서 외과수술 등의 치료를 하면 재발하는 경우는 거의 없다. 가령 목의 임파선이나 폐에 전이를 일으켜서 수술로 전부 제거할 수 없게 되고 나서라도 그 상태로 20년, 30년 정도 건강한 사람과 같이 일상 생활을 보낼 수 있다.

갑상선 분화암은 젊은 사람에게 발병하기 쉬운 것으로 10대 아이에게도 발병한다.

한편 미분화암은 악성도가 매우 강하고 진행이 빠르기 때문에 조기에 발견해서 외과수술을 해도 전부를 제거할 수는 없다. 그 때문에 코발트나 뢴트겐을 쐬는 요법이 이루어지는데 환자의 약 반수는 반년 정도 사이에 사망한다. 나머지 약 반수의 사람도 2년 이내에 대부분의 사람이 사망한다고 한다.

또한 갑상선암은 분화암과 미분화암에 따라서 나타나는 증상도 상당히 다르다.

● 분화암(分化癌)의 증상

유두선암이나 난포선암은 20세에서 50세에 많고 남녀비에서는 1대 5로 여성에게 많이 발병한다. 젊은 나이에 증세를 보이는 경우도 많아 10대 아이에게도 드물지 않다.

요즘 50세 이상의 고령자에게 상당히 중증인 분화암이 발견되게 되었다.

● **분화암은 처음 갑상선에 혹이 나타날 뿐**

분화암은 처음에는 갑상선에 혹을 볼 수 있을 뿐으로 그 외
특별한 증상은 나타나지 않는다.

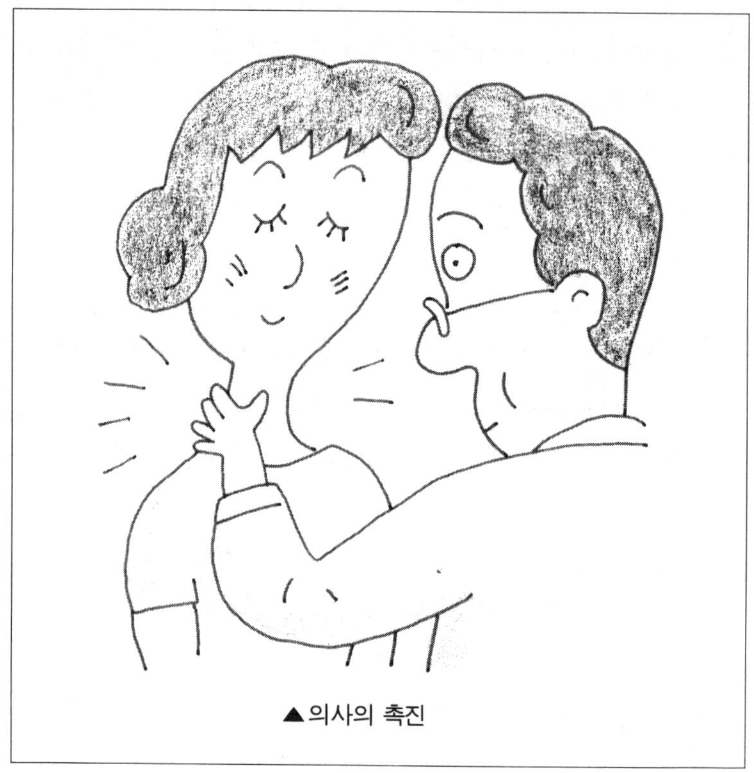

▲의사의 촉진

또한 유두선암은 그 대부분이 혹 모양의 둥근 모양을 하지
않고 평평하고 기관지에 부착되어 있는 듯한 모양을 하고 있기

때문에 눈으로 알 수 있을 정도의 불룩함은 볼 수 없다.

손으로 주의 깊게 만져 보면 겨우 혹이 만져진다.

이 혹은 딱딱한 것이 특징으로 대부분은 발육이 완만하다. 그러나 혹이 커지면 기관지를 압박해서 호흡 곤란을 일으키고 성대를 지배하는 신경을 압박하거나 침식해서 목소리가 쉬는 증상을 일으킨다. 더욱 발전해서 식도에 영향을 미쳐 음식물을 삼키는데 어려움을 준다.

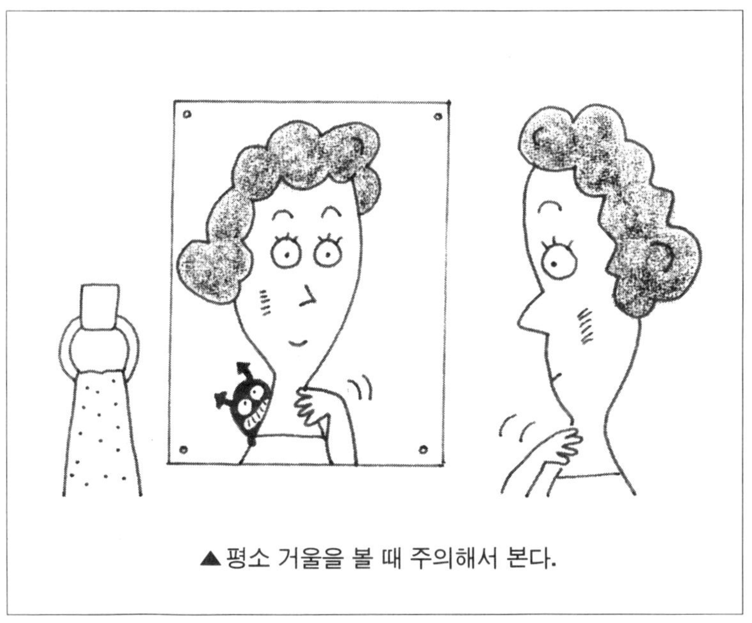

▲ 평소 거울을 볼 때 주의해서 본다.

이런 증상이 일어나면 목 임파선에 전이를 일으키며 나아가 폐나 뼈로의 전이도 적지 않게 일어난다.

따라서 처음 갑상선에 생긴 혹을 발견하는 것이 중요하다.

● 미분화암(未分化癌)의 증상

갑상선의 혹 외에도 처음부터 전신의 권태감이나 체중 감소 등의 전신 증상이 나타난다.

또한 진행이 빠르기 때문에 주위 조직에 대한 압박 증상이 일찍부터 나타나고 전이도 급속히 전신으로 퍼진다.

● 갑상선암의 진단과 검사

처음에는 양성 선종(腺腫)과의 구별이 곤란하기 때문에 꼭 갑상선외과 전문의의 진찰을 받을 필요가 있다. 전문의는 다음 같은 방법으로 진단한다.

① 갑상선의 혹 촉진(觸診)
② 초음파 검사
③ X-Ray 촬영
④ 천자흡인 세포진(穿刺吸引 細胞診)

진단이 나면 조기에 외과수술을 받음으로써 완치 가능한 것이 많기 때문에 '암이 아닐까'라고 의심하면서 걱정하기 보다는 조금이라도 빨리 전문의의 진찰을 받기 바란다.

⑦ 만성 갑상선염(하시모토병)

만성 갑상선염에 들어가기에 앞서서 갑상선염(甲狀腺炎) 전반에 대해 대략적으로 알아 보기로 한다.

우선 갑상선 염증에 의한 것으로 급성 갑상선염, 만성 갑상선염(하시모토병), 아급성(亞急性) 갑상선염, 무통성(無痛性)

갑상선염, 만성 특이성 갑상선염이 있다.

이들 중 압도적으로 많은 것이 만성 갑상선염(慢性甲狀腺炎)으로 그 남녀비는 1대 15로 여성에게 훨씬 많다.

또한 급성 갑상선염과 만성 특이성 갑상선염은 매우 드문 병으로 특히 결핵이나 매독, 곰팡이와 비슷한 방사상균에 의해 일어나는 만성 특이성 갑상선염은 현재 거의 없다.

이러한 갑상선염 중에서 만성 갑상선염은 자기면역질환의 가장 전형적인 것이다. 자기면역이란 환자 자신의 몸속에 자신의 갑상선 세포성분에 대한 항체가 생기거나 혹은 임프구나 항체의 성질을 갖고 그것들이 혈액속을 돌아 갑상선으로 들어가서 항원항체 반응을 일으키는 것이다. 그 결과 갑상선에 염증이 일어난다.

이 병은 중년 이후의 여성에게 많지만 최근에는 중학생이나 고등학생인 10대 소녀들에게 발병하는 예도 적지 않음을 알게 되었다.

앞에서 서술한 사춘기 갑상선종(단순성 갑상선종) 중에서 적어도 반 정도의 퍼센트에 만성 갑상선염이 포함되어 있다고 생각되고 있다.

만성 갑상선염의 전형적인 증상은 갑상선 전체가 크고 딱딱하게 붓는 것이다. 또한 갑상선의 부기를 만져 보면 표면이 울퉁불퉁하다. 대부분의 경우 갑상선의 부기 이외에는 다른 증상이 나타나지 않기 때문에 우연한 기회에 가족이나 친구의 애기로 깨닫거나 혹은 스스로 목을 만져보고 부기를 깨닫는다.

그러나 이 증상이 일어난 처음에나 증상이 가벼운 경우에 갑상선의 부기는 딱딱하지 않고 표면도 별로 울퉁불퉁하지 않다. 대부분은 갑상선 전체가 거의 똑같이 붓지만 때로 한쪽만인 경우도 있다.

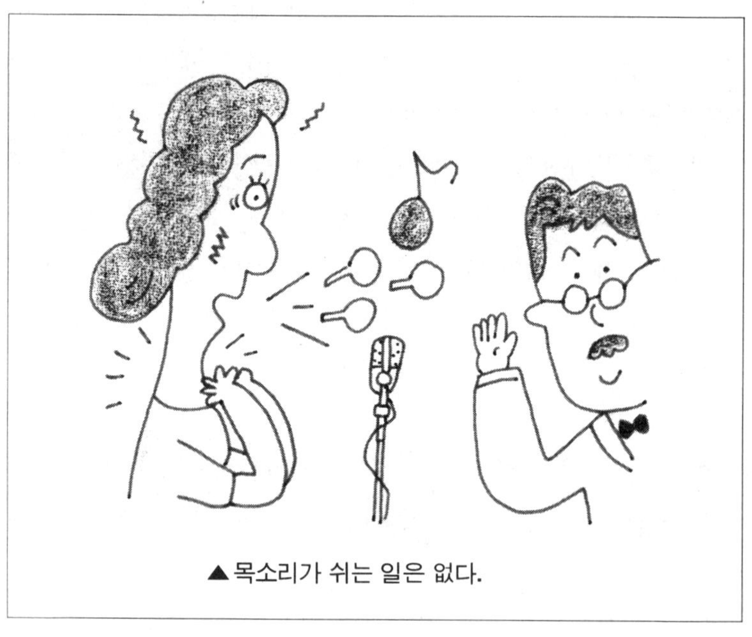

　따라서 갑상선의 부기만 만져 보고 앞에 얘기한 단순성 갑상선종과의 구별이 어려운 경우도 있다.

　또한 갑상선이 상당히 딱딱하게 붓는 경우도 있어 때로는 암으로 착각하는 경우가 있다. 단, 이 병일 경우 목소리가 쉰다는 예는 거의 없다.

　이 병으로 갑상선이 붓는 것은 갑상선에 염증이 일어나기 때문이며 그 때문에 갑상선에서의 호르몬 제조능력이 저하되어 그 결과 하수체에서의 갑상선자극호르몬(TSH)의 분비가 증가해서 갑상선을 자극하기 때문이라고 생각되고 있다.

염증이 갑상선의 조직 전체에 걸쳐 있지 않거나 염증의 정도가 가벼울 때는 갑상선에 있어서의 호르몬 제조능력은 갑상선 자극 호르몬의 자극으로 부족상태에 빠지는 일은 없다. 그러나 염증이 진행돼서 갑상선 조직이 어느 정도 이상 파괴되면 갑상선 호르몬을 충분히 제조할 수 없게 되므로 갑상선 기능 저하증의 증상이 나타난다.

갑상선의 부기를 깨달았을 때는 빨리 전문의의 진찰을 받는 것이 바람직하다.

● 만성 갑상선염(慢性甲狀腺炎)의 검사

이 병의 진단에는 몇 가지의 검사법이 아울러 이루어진다.

첫째로 혈액중의 항사이로글로부린 항체나 항마이크로좀 항체를 검출하는 검사가 이루어진다.

항사이로글로부린 항체 검사에는 침강반응(TA테스트 등)이나 탄닌산처리 감작 적혈구 응고반응(TRC 테스트) 등이 이용된다.

또한 항마이크로좀 항체 검사에는 보체 결합반응(마이크로좀 테스트) 등이 이용된다.

그러나 이들 항체는 바세도우씨병이나 단순성 갑상선종의 환자 혈액 속에도 인정되는 경우가 있고 또한 정상인에게도 소량은 존재하는 경우가 적지 않다.

한편 만성 갑상선염이라도 이들 항체가 반드시 양성이 된다는 경우도 없다.

그러나 갑상선이 전체적으로 크고 딱딱하게 부어 혈액 중에 항사이로글로부린 항체나 항마이크로좀 항체가 많이 존재하는 경우는 앞에서 설명한 검사만으로 만성 갑상선염 진단을 내릴 수 있다.

그 이외의 의심되는 만성 갑상선염에서는 갑상선 조직의 일부를 조금 떼어내서 병리학적으로 조사하지 않으면 진단 확적을 할 수 없다.

더구나 갑상선 병이라도 만성갑상선염의 경우는 혈액중의 갑상선 호르몬은 감소하지 않는 것이 일반적이고 전신적인 증상도 없다.

그러나 한편으로 혈액중의 갑상선 자극 호르몬이 가끔 증가해 있고 또한 갑상선의 방사성 요드의 섭취율도 증가해 있는 경우가 적지 않다.

단 이런 검사결과도 병의 진행과 함께 변화해서 혈액중의 갑상선 호르몬은 감소하고 또한 갑상선의 방사성 요드 섭취율도 저하한다. 임상적으로도 갑상선 기능 저하증의 증상이 나타난다.

만성 갑상선염 진단이 내려진 후는 갑상선 호르몬제를 복용함으로써 대부분의 경우 갑상선의 부기(浮氣)는 작아지고 부드러워진다. 또한 갑상선 기능 저하증 증상이 있을 때에도 그 증상이 사라져 없어진다.

8 아급성 갑상선염(亞急性甲狀腺炎)

갑상선의 부기는 별로 크지 않지만 딱딱하고 누르면 통증을 느낀다. 갑자기 열이 나고 목이 아파오고 갑상선의 부기도 깨 닫는다.

이 통증은 목 앞의 전체에 느끼는 경우도 있지만 목 통증으 로서 느끼는 경우도 있다. 또한 40도의 고열이 나는 경우도 있 기 때문에 편도선염이나 인후염과 혼동되는 경우가 가끔 있다.

그러나 이 병의 특징은 갑상선을 만지면 환자가 상당히 강 한 통증을 느끼게 된다.

더욱이 갑상선이 보통보다도 조금 크게 붓고 그것이 딱딱하 면 임상적인 것만으로 진단을 할 수 있다.

아급성 갑상선염은 방치해 두어도 1~2개월 사이에 자연히 치료되어 버리는 것이 특징이지만 때로 40도의 고열이 1주일 이상 계속되는 경우도 있기 때문에 방치하지 말고 의사의 진단 을 받을 필요가 있다.

• 아급성 갑상선염의 검사

이 병의 진단은 전문의의 촉진으로 대강 진단이 가능한 것 이지만 혈침 검사를 하면 현저하게 빨라지고 있는(1시간 100mm 정도, 정상의 경우는 남성 10mm, 여성 15mm 이상) 것이 특징이다. 또한 갑상선의 방사성 요드의 섭취률이 현저하게 저 하하여 1% 이하의 수치를 나타낸다. 원인이 확실치 않은 병이 므로 근치요법은 없지만 약 복용 등으로 증상을 가볍게 할 수는 있다.

⑨ 무통성(無痛性) 갑상선염

아급성갑상선염과 마찬가지로 갑상선이 붓지만 스스로 느끼게 되는 통증이나 압박시의 통증도 없고 열도 없을 뿐만 아니라 일시적으로 동계, 발한 등의 바세도우씨병의 증상이 나타나므로 바세도우씨병과 혼동되는 경우가 있는데 1~2개월 안에 증상은 없어진다. 이것은 갑상선의 염증으로 호르몬이 일시적으로 혈액중에 다량으로 방출되기 때문이라고 생각되고 있다.

● 무통성 갑상선염의 검사

혈중 갑상선 호르몬이 처음에는 증가하고 있기 때문에 바세도우씨병으로 혼동되는 경우도 있지만 트리요드사이로닌과 사이록신의 비율이 낮은 점 등에서 어느 정도 구별을 할 수 있다. 결정적인 검사법은 갑상선의 방사성 요드 섭취율 측정이다.

⑩ 급성 갑상선염(急性甲狀腺炎)

이 병은 화농균으로 일어나는 갑상선의 급성 염증으로 드물게 일어난다.

특징적인 증상은 갑자기 전신이 나른해지고 열이 나면서 한기가 나며 목에 격통을 느끼는 것이다. 그 통증은 귀나 아래턱,

후두부에까지 퍼지고 진행되면서 갑상선에 농양을 만든다.

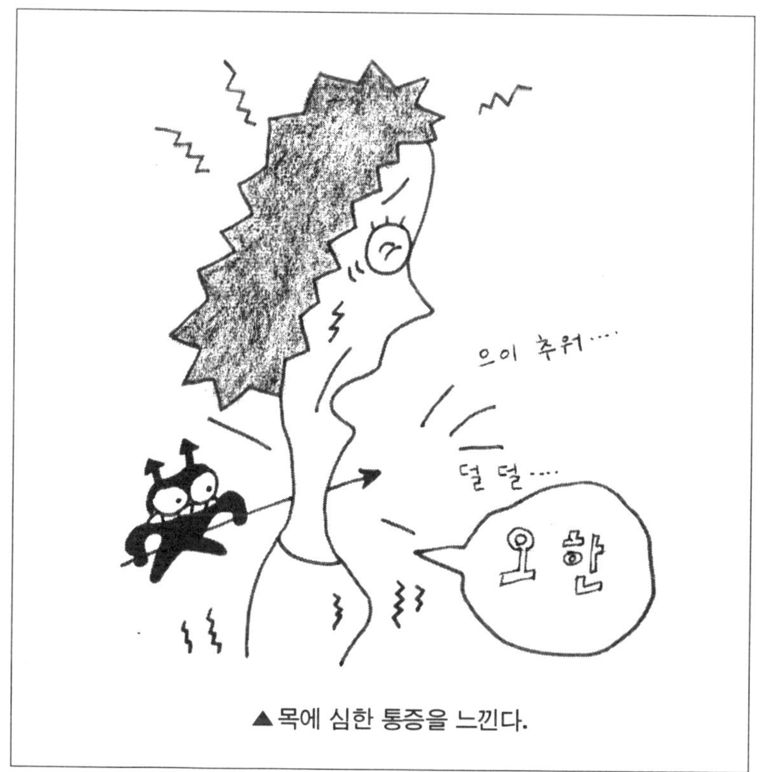

▲ 목에 심한 통증을 느낀다.

　이상의 증상으로 진단은 쉽다. 치료는 항생물질의 복용이나 농양이 생겼을 경우는 외과수술에 의해 농을 제거함으로써 병은 좋아진다.

질환 ③

다른 병으로 혼동되기 쉬운 증상

위에서 설명했듯이 갑상선 질환은 그 대부분이 매우 특징적인 증상을 수반해서 일어나기 때문에 다른 병으로 혼동되는 경우는 적다.

그러나 문제가 없지는 않다. 그것도 갑상선 질환 중에서도 바세도우씨병이나 갑상선 기능 저하증은 그 증상이 전신에 나타나기 때문에 특히 가벼운 증상일 경우 갑상선 질환 이외의 다른 병으로 오진되고 있는 경우가 많다.

또한 갑상선 질환 중에서도 갑상선이 붓는다는 증상으로 일어나는 갑상선종이나 만성갑상선염에서는 그 중에 오진되고 있는 예가 적지 않다.

그래서 여기에서는 어떤 증상일 때 다른 병으로 혼동되는 경우가 많은지 자세히 설명하기로 한다.

① 바세도우씨병은 어떤 병과 혼동되는가?

바세도우씨병인지도 모르고 5년간이나 당뇨병 치료를 했다
는 사람이 있다.

이것은 매우 극단적이고 드문 예라고 생각될지도 모르지만
실제로는 그렇게 드물지도 않다고 한다.

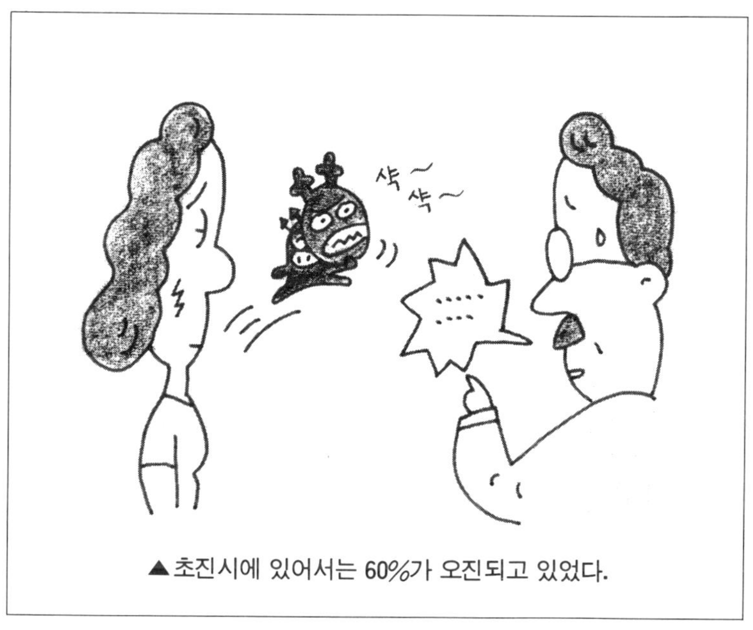

▲ 초진시에 있어서는 60%가 오진되고 있었다.

여기에 바세도우씨병의 오진률을 조사한 것이 있는데 그것
데 따르면 바세도우씨병이 다른 병으로 혼동되고 있는 경우는
매우 많다. 초진시(初診時)에는 60%가 오진되고 있었다고 보
고되고 있다. 반 이상의 바세도우씨병 환자가 다른 병으로 혼
동되고 있었다는 사실은 큰 문제라고 할 수 있다.

그럼 바세도우씨병이 어떤 증상으로 발병했을 때에 무슨 병

으로 혼동되기 쉬운 것일까?

다음에 오진(誤診)되는 경우가 많은 것부터 서술한다.

● 심장이 두근거린다, 맥이 빠르다 ── 심장병

심장이 두근거린다든가 맥박이 빠르다든가 하는 증상에 심비대나 울혈성심부전 등을 수반하면 심장병(순환기계 병)으로 혼동되는 경우가 많다.

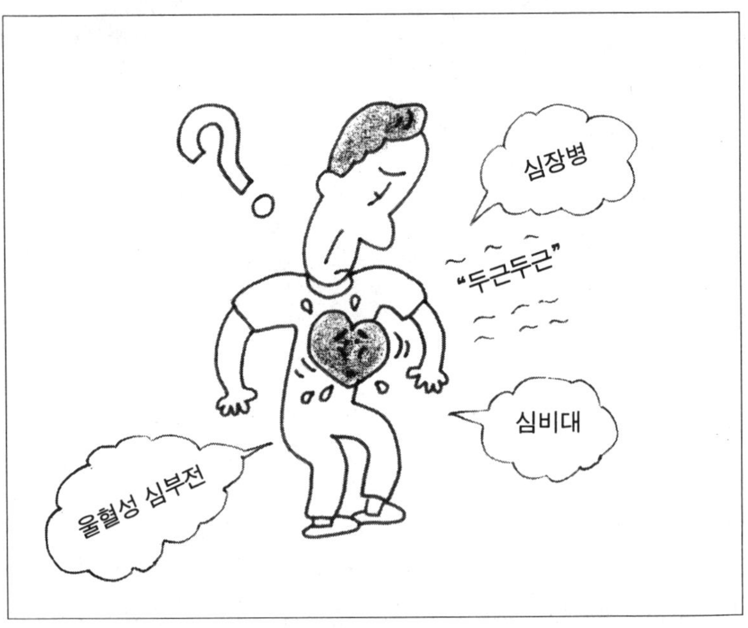

특히 경증이기 때문에 방치되고 있던 중년 이후의 바세도우씨병 환자에게 심방세동(心房細動), 발작성 빈박증(頻拍症) 등의 병으로 혼동된 오진례가 적지 않다.

● 마른다, 당뇨가 나온다 ── 당뇨병

바세도우씨병 부분에서도 설명했지만 마른다, 소변에 당이 나온다는 증상으로 바세도우씨병이 일어나면 당뇨병으로 혼동되어 진단되는 경우가 많다.

● 흥분하기 쉽다, 초조해 한다 ── 정신병

흥분하기 쉽다, 초조해 한다는 조울병 증상 등 정신적인 증상이 고도로 나타나면 정신분열증, 조울병 등의 정신병으로 진단되는 경우가 있어 정신병 환자로서 치료받고 있었다는 사람이 적지 않다.

● 설사를 한다 ── 급성장염 등 소화기계의 질환

바세도우씨병 환자에게는 설사나 미열의 증상을 호소하는 사람이 적지 않지만 이런 소화기 증상이 강하게 나타나면 급성장염이나 과민성 대장염 등의 소화기 병으로 혼동되는 경우가 있다.

● 목(갑상선)의 부기 ── 감기, 후두염 등 호흡기 질환

바세도우씨병으로 갑상선이 전체적으로 부어 있는데도 불구하고 요즘 의사는 초진 때에 목 촉진을 하는 사람이 적기 때문에 간단히 감기라든가 후두염, 편도선염 등으로 진단하고 있는 경우가 있다.

● 월경불순 등의 월경 이상 ── 갱년기 장애, 난소기능부전

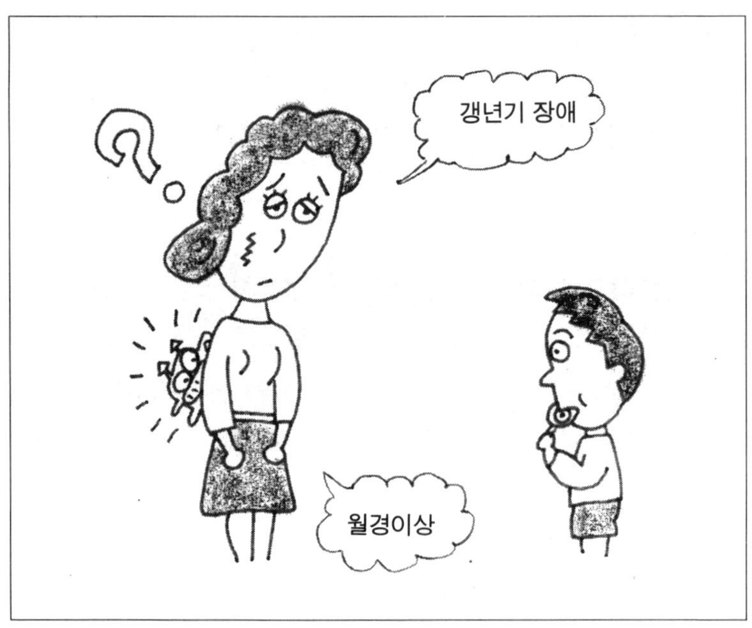

여성의 바세도우씨병에서는 월경의 양이 줄어들고 이어서 불순이 되는 등 월경 이상의 증상이 나타나는 경우가 많지만 이 증상 때문에 불임증 등으로 혼동되거나 한다. 중년 여성의 경우에는 갱년기 장애나 난소기능부전 등으로 오진되고 있는 경우가 적지 않다.

● **근력의 저하, 근위축 ―― 근육통, 신경통**

바세도우씨병에는 가끔 근력 저하, 혹은 근위축을 수반하는 경우가 있어 근육통이나 신경통으로 혼동되는 경우가 있다.

특히 주기적인 사지마비를 합병하거나 근무력증을 합병하거나 하면 이런 증상쪽에 주안이 두어지기 때문에 그 배후에 있는 바세도우씨병이 간과되어 버리는 경우가 있다.

● 그 밖의 증상으로 오진되는 경우

색이 검어진다 ── 에디슨병.

고혈압, 땀이 많이 나서나 동세(動悸) ── 갈색 세포종(細胞腫)

백반, 피부 소양증 ── 피부과 질환.

② 갑상선 기능 저하증은 어떤 병과 혼동되는가?

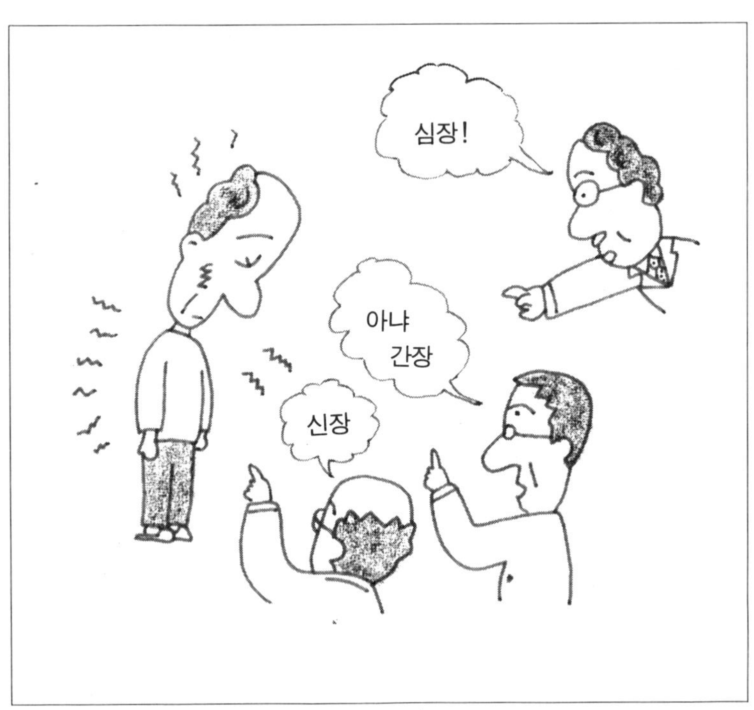

갑상선 기능 저하증이 일어나기 쉬운 나이는 30~60대이다. 그 중 고령자층의 갑상선 기능 저하증은 상당히 진단하기 어렵다고 생각되고 있다.

실제로 어느 학자의 보고에 따르면 노인의 갑상선 기능 저하증은 전문의 이외의 의사의 진찰에서는 90%가 간과되고 있다고 한다.

그 최대의 원인은 갑상선 기능 저하증에 의해 나타나는 증상의 대부분이 나이를 먹어 가면서 겪게 되는 변화에 의한 전신 증상과 유사하기 때문에 의사가 갑상선 기능 저하증 증상이 환자에게 나타나고 있어도 그것을 갑상선 기능 저하증에 의한 것으로 생각하지 않기 때문이다.

즉 고령자층의 갑상선 기능 저하증의 진단은 고도의 전문적 지식을 필요로 하지만 동시에 진단 때 아래와 같은 증상들로 오진되기 쉽다는 인식이 의사쪽에도 필요하다고 할 수 있다.

고령의 갑상선 기능 저하증 환자가 많이 오진받고 있던 병에는 심부전, 뇌혈전증, 빈혈, 네프로제 증후군, 고콜레스테롤혈증, 간기능 장애, 노인성 치매 등이 있다.

또한 노인성 치매 증상으로 혼동되고 있던 환자의 경우에는 갑상선 기능 저하증 진단을 받고 갑상선 호르몬 복용을 시작했더니 치매라고 생각되고 있던 증상이 완전히 사라져 버렸다는 경우도 많다.

갑상선 기능 저하증이 잘못해서 오진된 경우의 증상을 구체적으로 들어 본다.

● 오진(誤診)되는 증상

부증(浮症), 단백뇨, 고콜레스테롤혈증 ── 신장병.

목소리 쉼, 호흡 곤란 ── 기관지염.

말이 느리다, 기억력 저하 ── 노인성 치매.

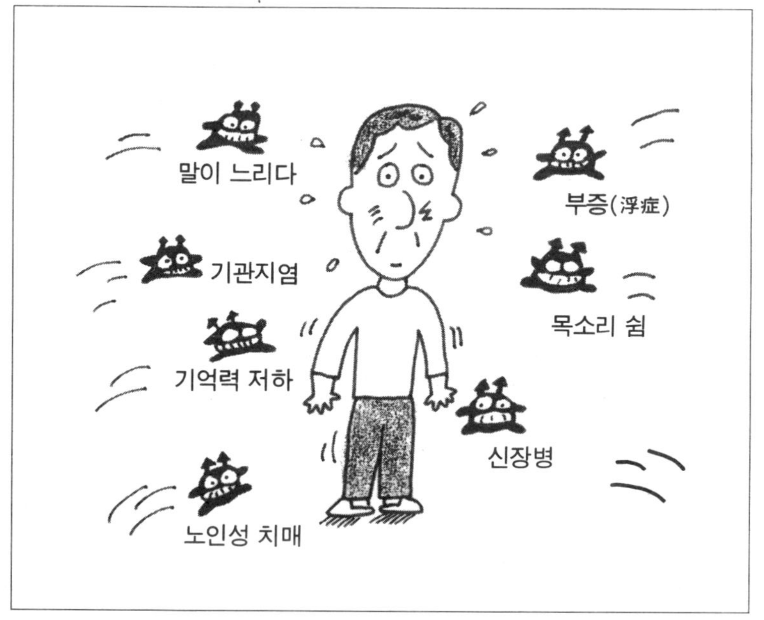

심장이 두근거린다 ── 심장병.

수족의 저림 ── 말초 신경염.

코를 골기 쉽다. 꾸벅꾸벅 졸기 쉽다, 무관심 ──뇌혈관 장애.

월경불순, 무월경 등 월경이상 ── 갱년기 장애.

근육의 땅김 ── 근긴장성 디스트로피.

빈혈 —— 각종 빈혈.

이런 증상 외에도 각종의 검사 결과로 잘못 진단되고 있던 예도 있으므로 풍부한 지식과 경험이 있는 전문의의 진찰을 받는 것이 바람직하다.

③ 갑상선이 부어 있는 경우

갑상선이 붓는 증상은 갑상선 병에는 많이 볼 수 있다.

바세도우씨병이나 단순성 갑상선종, 결절성 갑상선종, 갑상선암 그리고 만성 갑상선염, 아급성 갑상선염, 무통성 갑상선염, 급성 갑상선염이 있다.

이들 병의 '부기 증상'은 특징적인 것이 많고 또 그 밖의 증상에 의해 전문의라면 촉진 등에 의해 상당히 임상적으로 진단할 수 있다.

예컨대 아급성 갑상선염은 깜박하면 목의 부기나 목의 통증으로 인해 편도선염이나 인후염, 때로 감기라고도 혼동되는 경우가 있지만 그 경우 의사가 반드시 갑상선의 부기를 만지면서 진단한다면 진단을 틀리는 경우는 드물다.

또한 갑상선의 부기를 만지면 아급성 갑상선염은 통증을 느끼지만 무통성갑상선염은 통증이 없고 열도 나지 않기 때문에 구별할 수 있다.

그러나 갑상선에 혹이 생기고 부어 있을 경우에는 그 혹이 갑상선암인지 혹은 양성 종양이나 선종양 갑상선종에 의한 것인지의 진단은 하기 어려운 경우도 있다.

마찬가지로 갑상선 전체가 붓는 단순한 갑상선종과 경증의 만성 갑상선염의 구별도 갑상선의 부기만 만져 보아서는 진단하기 어렵다.

갑상선 질환 중에는 이렇게 혼동되기 쉬운 증상의 것이 있지만 앞서 각종 병별 진단법에서 얘기했듯이 현재는 병을 정확하게 진단하기 위한 호르몬 측정법이나 초음파, X-Ray 촬영, CT 촬영 등의 검사법이 개발되어 있으므로 갑상선 질환에 관한 진단은 예전보다 훨씬 쉬워졌다고 하겠다.

● 바세도우씨병과 유전

갑상선 질환 가운데 바세도우씨병은 어느 정도 유전되고 있음이 알려져 있다.

부모가 바세도우씨병인 경우에 그 아이에게 바세도우씨병이 나타나는 경우가 있는데 반드시 그렇지는 않다.

유전인자가 완전히 같은 일란성쌍생아일 경우, 한쪽이 바세도우씨병이면 다른 쪽도 바세도우씨병이 되는 확률은 약 50%이다.

또한 유전인자가 완전히 같지 않은 2란성쌍생아의 경우에서는 한쪽이 바세도우씨병이라도 다른 쪽이 바세도우씨병이 되는 것은 약 4%로, 나타나는 비율은 매우 적다는 사실을 알 수 있다.

단, 부모가 바세도우씨병일 경우는 그 아이에게 바세도우씨병이 나타나지 않을 때라도 바세도우씨병 이외의 갑상선 기능저하증이나 만성 갑상선염 등의 갑상선 질환이 나타나는 경우

116

는 적지 않다.

또한 병이라고까지는 할 수 없지만 갑상선에 얼마간의 이상이 인정되는 경우가 비교적 많다고 한다.

따라서 부모나 가족 중에 바세도우씨병 환자가 있을 경우, 특히 여성의 경우 갑상선 병의 증상이 자각되었을 때는 보통 사람보다도 더 많이 갑상선 병을 의심해 보는 등의 주의는 하는 편이 좋다.

이 책에서 반복하여 얘기했지만 갑상선 질환은 모두 치료할 수 있는 것뿐이므로 부모에게 바세도우씨병이 있었다고 해도 조금도 걱정할 필요는 없다.

전에 바세도우씨병과 유전에 대한 기사가 적힌 신문을 본 적이 있다. 그 기사를 읽은 사람한테서 결혼 상대가 바세도우씨병에 걸렸는데 그 사람과 결혼하지 않는 편이 좋겠느냐는 질문을 받은 적이 있다.

그날 신문에도 그렇게 적혀 있었지만 바세도우씨병에 걸릴 가능성이 있는 유전인자를 갖고 있다고 해서 그 아이가 반드시 같은 유전인자를 계승한다는 것은 아니다.

유전이라는 것은 병뿐만이 아니다. 부모가 갖고 있는 성질의 특색도 그렇다. 부모가 성질이 거칠다고 해서 그 아이가 반드시 성질이 거칠다고는 할 수 없다. 반대로 온순한 경우도 있지만 기가 약한 경우도 있다. 병의 경우도 마찬가지다.

그리고 그렇게 부정적인 시선을 갖고 있는 당사자가 장래 바세도우씨병에 걸리지 말라는 법은 없다.

따라서 우선 첫째로 병에 대한 올바른 이해를 갖기 바란다.

제 4 장

갑상선병 (甲狀腺病) 의 현상

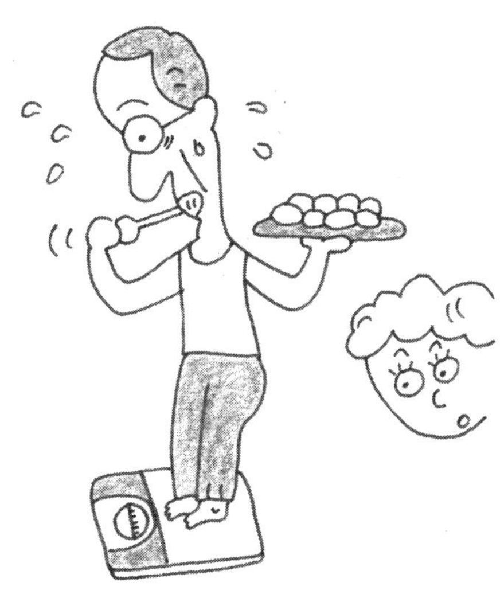

현상 ①

갑상선병의 발병 비율과 문제점

한마디로 갑상선병 환자는 의외로 매우 많을 수 있다고 할 수 있다.

이것은 최근에 갑자기 갑상선병 환자가 늘어났다는 것이 아니고 지금까지는 간과되고 있었던 가벼운 증상의 사람들이 다음에서 자세히 설명되는 진단법의 진보로 갑상선병임을 알게 되었기 때문이다.

그럼 다음에서는 갑상선 질환 가운데서도 비교적 우리 나라 사람들에게 많이 발병하는 병과 그 비율, 문제점에 대해 알아보기로 한다.

□ 갑상선 부기(浮氣)가 나타나는 비율

10대의 젊은 여성에게는 갑상선이 부어 있어도 갑상선 호르몬의 상태를 검사해 보면 보통인 경우가 흔히 있다. 이런 사람을 젊은 여성에게 4~5% 볼 수 있고 이것을 단순성 갑상선종

(단순성 미만 갑상선종)이라고 한다.

그런데 최근 이런 증상의 사람을 진찰하면 지금까지 단순성 갑상선종이라고 생각되고 있던 병 중에 자기면역성의 갑상선염이 제법 있다는 것이다.

그러나 이런 증상의 사람도 20세를 넘으면 발육기를 지나기 때문에 갑상선의 부기가 자연히 작아서 눈에 띄지 않게 되어 거의 모르게 된다.

성인의 경우 갑상선이 전체적으로 부어 있는 것까지는 만성 갑상선염이 포함되어 있다. 이것은 일반적으로 하시모토병이라고 말한다. 이 병에 걸린 사람은 혈액의 갑상선 호르몬은 보통이지만 갑상선이 붓기 때문에 부기가 커지면 목에 압박증상이 나타나는 경우가 있다.

□ 갑상선혹이 생기는 비율

다음으로 갑상선에 혹이 생기는 경우가 있다.

작은 혹의 경우는 해부해 보면 노인의 몇 퍼센트가 이런 혹을 갖고 있음을 알 수 있다. 갑상선에 혹이 있어도 그 중의 대부분은 양성 혹이다. 그러나 그 중에는 암(癌)도 있다.

이 암이 어느 정도의 비율로 발병하느냐 하는 것은 연구하는 사람에 따라서 그 퍼센트가 각각 다른 게 사실이다.

예컨대 갑상선 암으로 죽는 사람의 수는 여성의 경우 10만명 중에서 0.5명, 남성의 경우 10만명 중에서 0.2명이라는 보고가 있다.

이 비율로 생각하면 100만명이라면 여성의 경우 5명, 남성의 경우 2명이 또 1억명이라면 여성 500명, 남성 200명 정도의 사람이 갑상선 암으로 사망한다는 얘기가 된다. 그러나 실제로는 좀더 많을 것으로 추측되고 있다.

또한 갑상선에 혹이 있는 사람 중 5% 정도는 암이라는 연구도 있다. 그렇다면 갑상선암에 걸린 사람은 상당히 많게 된다.

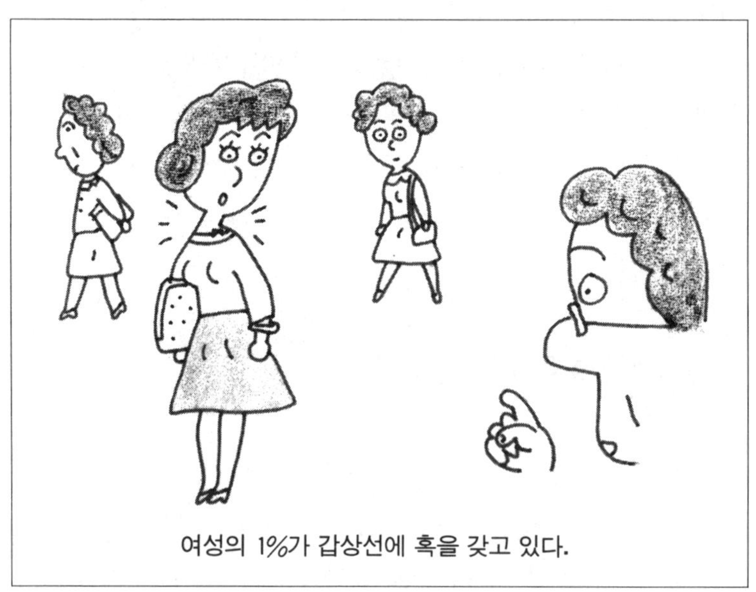

가령 20세 이상의 사람이 8000만명 있다고 하자. 그 중 여성이 4000만명이라고 하면 일반적으로 여성의 1%가 혹을 갖고 있으니까 40만명이 혹이 있는 여성이라는 것이다. 더욱이 갑상선암은 5%내이기 때문에 2만명이 암이라고 할 수 있다.

갑상선암의 경우 실정을 파악할 수 없는 이유로서는 지금까지 작은 갑상선혹은 발견할 수 없었다는 이유도 한 가지 있다.

갑상선암에 걸린 대부분의 사람은 유두선암이라는 양성의 것이다. 가령 암이라고 알아도 조기에 발견해서 치료를 계속하면 30~50년의 생존은 보통이다. 따라서 경시해서도 안 되지만 무턱대고 두려워할 필요는 없다.

이 양성의 유두선암이 전체의 70~80%를 차지하며 유두선암보다는 조금 성질이 나쁜 난포선암이 10~15%이고 나머지 중 3% 정도가 미분화암이라는 악성암이다. 유감스럽게 현대의학에서는 이 악성의 미분화암은 치료를 해도 대부분이 살아나지 못한다 해도 좋을 것이다.

따라서 갑상선에 혹이 있었을 경우는 일단 의심해 보고 조기발견하도록 유의할 필요가 있다고 하겠다.

□ 갑상선 기능 항진증이 나타나는 비율

갑상선 기능 항진증(亢進症)이라는 것은 앞에서 설명했듯이 갑상선 호르몬이 너무 많기 때문에 일어나는 병이지만 그것은 다음과 같이 분류된다.

① 바세도우씨병

② 플란마병

③ 하수체성 TSH산성 종양

④ 이소성 TSH산성 종양

⑤ 갑상선 호르몬제 중독

이것은 학문적인 분류이기 때문에 그 중에는 어려운 명칭의

것도 볼 수 있지만 이들 병중 동양인에게 많은 것은 바세도우
씨병이라고 한다. 갑상선 기능 항진증의 99% 이상은 바세도씨
병이므로 일반적인 경우 갑상선 기능 항진증＝바세도우씨병이
라고 해도 좋을 정도이다.

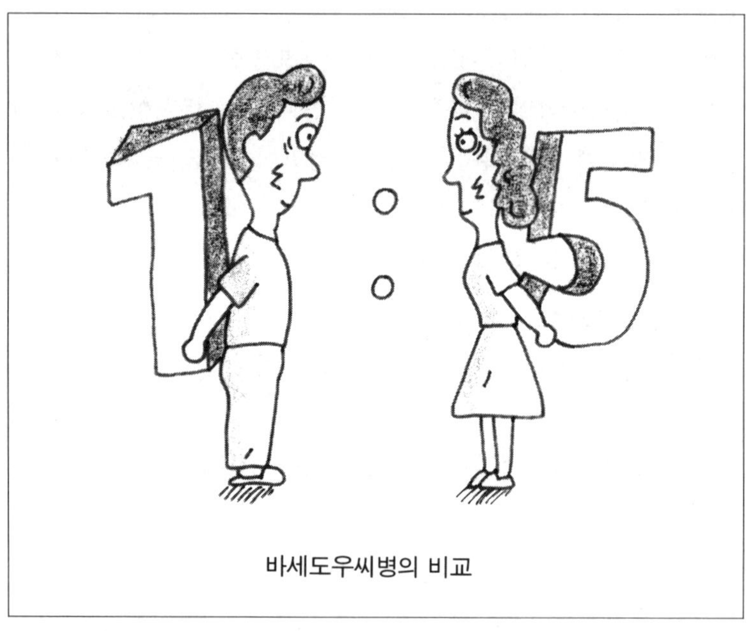

바세도우씨병의 비교

덧붙이자면 플란마병은 0.5%, 나머지는 아주 드물게 발병하
는 증상인데 갑상선 호르몬제를 대량으로 복용해서 일어나는
갑상선 호르몬제 중독은 현재 거의 볼 수 없게 되었다. 또한 이
소성 TSH산성 종양은 세계에서도 30건 정도밖에 보고되어 있
지 않은 매우 드문 병의 일종이다.

그런데 바세도우씨병이 차지하는 비율이 어느 정도이냐 하

면 일본의 M.박사가 1964년에 조사한 보고를 예로 들면 다음과 같다.

그 조사는 나가노현 전 주민 7만 3000명 중 5만 9000명에 대해서 실시한 진찰 결과였는데 이것에 따르면 바세도우씨병 환자는 인구 100만 명당 약 80명이었으며 남녀의 비율로는 1 : 5로 여자가 압도적으로 많은 것으로 보고되어 있다.

이 결과를 일본 전체에 비추어 생각해 보면 바세도우씨병 환자는 9만명 정도 있다고 할 수 있다는 것이다.

단, 이 보고는 검사대상자들을 임상적으로 진찰한 것이지 혈액으로 갑상선 호르몬을 검사한 것은 아니었다고 하니 이 점을 감안하고 생각해 볼 필요가 있다.

또한 일본의 바세도우씨병 환자는 상당히 많아 51만명 이상 있을 것이라는 보고가 있는데 그 경우를 비교하면 우리 나라의 비율도 약간은 짐작이 가리라 믿는다.

한편 병원을 찾는 환자 중에 바세도우씨병 사람이 그다지 많지 않다는 것은 다른 병으로 오진되고 있기 때문일 것이라고 생각해도 되겠다.

영국의 보고에서는 바세도우씨병 환자수는 당뇨병 환자수와 같은 정도라고 한다.

□ 갑상선 기능 저하증이 나타나는 비율

갑상선 기능 저하증은 갑상선 호르몬이 부족하기 때문에 일어나는 병이다. 이것에는 선천적으로 혹은 유아기(생후 10개월 정도)에 갑상선 호르몬이 부족하기 때문에 일어나는 크레틴증과 후천적으로 발병하는 점액수종이 있다. 현재는 앞에서 얘기했듯이 점액수종(粘液髓腫)이라고는 하지 않고 단순히 갑성선 기능저하증이라고 부르는 경우가 많으므로 여기에서도 그렇게 부르기로 한다.

우리 나라에서는 갑상선 기능저하증에 걸린 사람이 어느 정도 있는지, 또 그 비율에 대한 정확한 통계는 확실치 않다.

그것은 갑상선 기능저하증의 경우도 갑상선 기능항진증의 경우와 마찬가지로 가벼운 증상의 사람이 제대로 진찰이 되고 있지 않기 때문이다. 또한 가벼운 증상의 사람들 대부분이 다른 병으로 오진되고 있는 경우가 있기 때문이다.

그래서 미국 통계에 따라 살펴 보면 성인의 경우 여성의 1.4%, 남성의 0.1%가 갑상선 기능저하증에 걸려 있음을 알 수 있다.

또한 1986년 미국 잡지에 발표된 것에 따르면 60세 이상의 여성은 5.9%, 남성은 2.4%가 갑상선 기능저하증에 걸려 있다고 보고되어 있다. 이 경우는 미국의 어느 지역의 주민 전원을 조사한 결과이다.

이 갑상선 기능저하증이라는 병은 노령화와 함께 증가하는 경향에 있기 때문에 앞으로는 더욱 증가할 것으로 생각해도 좋다.

□ 가벼운 증상일 때는 간과되거나 방치된다

갑상선병에서 문제가 되는 것은 다음의 3가지이다.

① 갑상선 혹

② 갑상선 기능항진증

③ 갑상선 기능저하증

그리고 이것들에 대한 최대의 문제는 가벼운 증상의 사람들 대부분이 병에 걸려 있다는 사실을 모른 채 치료를 받지 못하고 있는 점이다.

간과되어 치료를 받지 못하고 있으면 어떤 나쁜 결과가 초래되는지 아래에서 자세히 설명하기로 한다.

□ 갑상선 혹의 경우

우선 첫째로 갑상선암의 경우 설명했듯이 그것이 비교적 양성의 분화암(分化癌)이라면 조기발견에 의해 외과수술로 제거하고 치료하면 재발하는 경우는 거의 없다. 또한 다른 데로 전이하는 경우도 없어 안심할 수 있는 것이 많다.

이전은 의사가 환자의 갑상선 혹을 손으로 만져서 딱딱하다든가 또는 주위와 착 달라붙어 있다든가로 진단을 했지만 최근은 그 진단법이 진보해서 초음파나 X-Ray 촬영, 천자흡인세포진(穿刺吸引細胞診)이라는 최신 검사법으로 암으로 의심되는 것을 자세히 체크할 수 있게 되었다.

따라서 갑상선에 응어리가 느껴지거나 또는 본인이 깨닫지 못해도 가족이나 직장 동료 중에서 갑상선이 부어 있거나 혹이 있음을 지적하거나 하면 조금이라도 빨리 전문의의 진단을 받을 것을 권한다.

한마디로 암이라고 해도 갑상선암의 악성(惡性)인 미분화암은 조기에 발견할 수 있어도 병 진행이 빠르기 때문에 치료 효과가 별로 없다는 것이 사실이다. 그러나 유두선암이나 난포선암 등 양성의 갑상선 암은 조기에 발견할 수 있으면 95%는 치료되며 정상적인 생활이 가능하다.

다음에 갑상선 혹이라도 암의 의심이 없는 경우에는 작으면 내버려 두어도 상관없다. 그러나 그 혹이 상당히 커서 외관상으로 보기 흉한 경우에는 외과수술로 제거하는 편이 좋을 것이다.

또한 갑상선이 상당히 크게 부어 있으면 나이가 들면 기관지가 압박당해 호흡곤란의 원인이 된다.

그런 의미에서도 갑상선이 크게 부어서 만들어진 혹은 일찌감치 외과수술로 제거해 두는 편이 좋다고 할 수 있다.

□ 갑상선 기능항진증의 경우

갑상선 기능항진증에 걸린 사람이 병을 깨닫지 못하고 있거나 또는 의사가 이 병을 간과하고 있어서 병을 내버려 두면 심장이 나빠지는 경우가 있다.

건강한 사람의 심박수는 70정도이지만 갑상선 기능항진증의 사람은 심박수 100이상이 되어 약간만 뛰거나 계단을 오르기만 해도 곧 심박수가 160 정도로 늘어난다.

또한 정신적으로 초조하거나 심장이 지치기 쉬워진다.

그리고 심방세동을 일으키기 쉽게 된다.

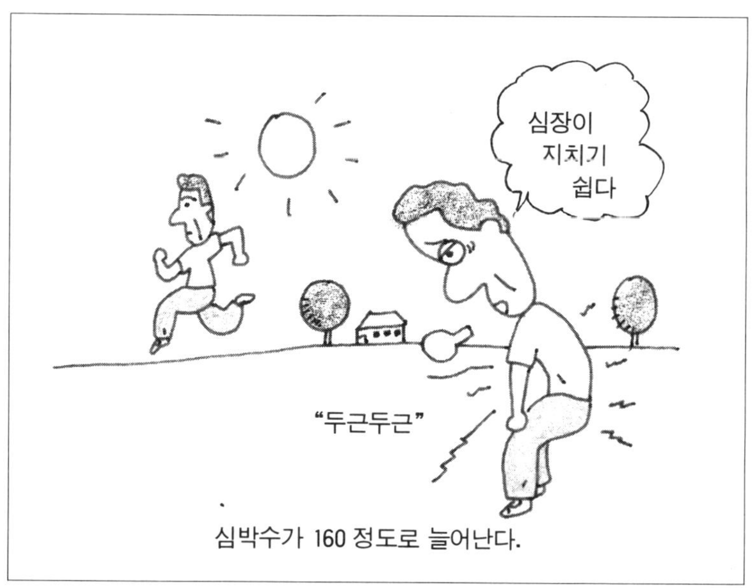

　이런 특징 외에도 숫자상으로는 적지만 갑상선 기능항진증에 걸린 사람이 그것을 모르고 마취하거나 외과수술을 받거나 또는 감염증에 걸리거나 심한 설사를 일으키거나 하면 바세도우 클리제라는 상태가 된다.

　그렇게 되면 40도 이상의 고열이 나고 맥박은 180이 되어 호흡곤란 상태를 일으킨다.

　이 상태에서는 최악의 경우 환자가 가끔 사망하는 경우도 있다.

　이런 위험이 있으므로 주의함과 동시에 병을 방치하지 말고 전문의에게 올바른 치료를 받을 필요가 있다.

　극히 가벼운 갑상선 기능항진증의 경우에도 활동 능력이 감퇴해서 지치기 쉽다든가 마음이 초조해서 사람과의 교제가 제대로 안 되는 등 사회생활에 지장을 초래하는 원인도 되므로 역시 방치하는 것은 좋은 일이 아니다.

또한 갑상선 기능항진증이 다른 병으로 오진되고 있는 예가 60% 이상이나 된다는 보고도 있다.

□ 갑상선 기능저하증의 경우

갑상선 기능저하증은 내버려 두어도 생명에 위험을 미치지는 않는다. 그 때문에 방치되고 있는 경우가 많지만 전혀 문제가 없는 것은 아니다.

우선 갑상선 기능저하증은 그 증상이 다른 여러 가지 병의 증상과 혼동되기 쉽다는 문제가 있다. 또한 증상이 당장 확실하게는 나타나지 않는다는 문제도 있다.

예컨대 손발이 차거나 나른하다. 또는 손발이 붓거나 탈모증상이 있다거나 변비에 잘 걸린다는 등 모두 다른 병에도 일어나는 증상뿐이다. 더구나 이들 증상은 서서히 나타나기 때문에 당장은 깨닫지 못한다.

그러나 간과되고 있던 사람이 갑상선 기능저하증 진단을 받고 갑상선 기능저하증 치료약, 사이록신을 2~3알 복용하게 되면 경증에서는 1~2주일에 위와 같은 증상이 모두 사라져 버린다. 환자는 모두 눈에 보이게 좋아진다. 특히 여성의 갑상선 기능저하증의 경우는 열 살은 더 젊어 보일 정도로 활기찬 모습이 되는 경우가 많다.

또한 오진되고 있는 경우의 문제로는 치매 노인의 문제가 있다.

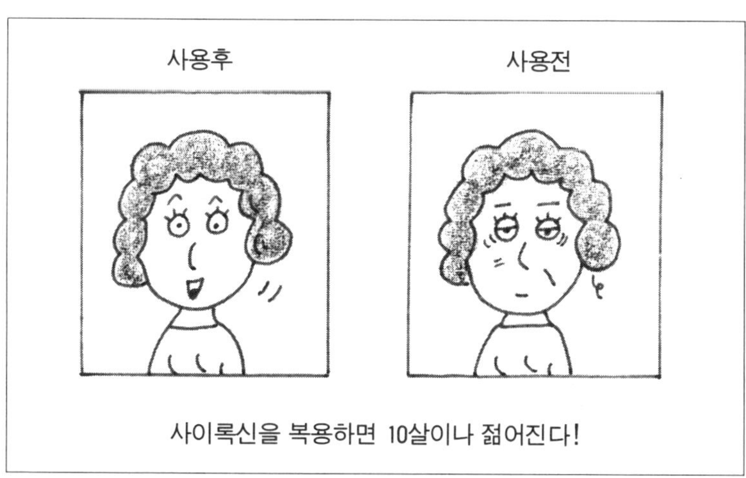

　이것은 다른 장에서 자세히 설명하겠지만 노년의 갑상선 기능저하증 환자가 상당수 치매 증상과 혼동되어 방치되고 있는 경우가 있다.

　그 외 방치되고 있었기 때문에 갑상선 기능저하증의 증상이 악화되고 또 갑상선 기능항진증의 경우와 마찬가지로 무엇을 할 마음도 없고 사람과의 교제도 원만하지 못하는 등으로 사회생활을 잘 할 수 없게 된다.

　갑상선 기능저하증에서는 간과되어 방치되어도 그 때문에 사망하는 일은 거의 없지만 드물게 사망에까지 이르는 경우가 있다. 그것은 추위 때문에 일어나는 점액수종성 혼수로 체온이 저하하여 호흡곤란이 되는 등, 탄산가스 나르코시스라는 상태에 빠져 사망한다. 단 이것은 극히 드물게 발생하는 경우이기 때문에 특별히 걱정할 필요는 없다.

현상 ②

진보된 진단법(診斷法)

□ 갑상선 호르몬 측정법의 발달

갑상선병은 이전에는 환자로부터 애기를 듣거나 목의 갑상선이 있는 부분을 만지거나 맥박이나 혈압을 재거나, 여러 가지 임상 증상으로 진단을 했다.

그러나 바세도우씨병의 전형을 나타낼 경우 의사는 환자를 보기만 해도 진단할 수 있지만 가벼운 증상의 사람이나 고령자 등은 간과되는 경우가 있어 임상증상만으로는 한계가 있다고 할 수 있다.

현재는 갑상선병의 진찰법이 매우 발달해서 여러 가지 검사법이 잇따라 나오고 있다.

갑상선병에서는 바세도우씨병이나 갑상선 기능저하증이 간과되거나 다른 병으로 잘못 진단되거나 하고 있는 경우가 많기 때문에 의사는 세심하게 검사해 볼 필요가 있다.

그러나 여러 가지 검사법을 모두 다 하려면 의사나 환자 모두 부담이 커진다는 것이다. 더욱이 검사하느라고 혈액을 너무 많이 뽑아서 환자를 채혈성 빈혈로 만드는 경우가 있어서는 안 된다.

요는 필요한 검사를 정확히 할 필요가 있다는 사실이다.

그래서 현재 이루어지고 있는 갑상선병의 진단법 중 환자 또는 일반인들이라도 '최소한 이 정도는 알아 두는 편이 좋을 것이다'하고 생각되는 방법을 몇 가지 예로 들어 보기로 한다.

□ 갑상선 호르몬의 측정

이것은 혈액중의 2종류의 갑상선 호르몬(사이록신, 트리요드 사이로닌)을 측정하는 것이다.

이미 설명했듯이 혈액중의 2종류의 갑상선 호르몬은 단백질과 결합하고 있지만 최근은 단백질과 결합하고 있지 않는 유리(遊離) 호르몬도 측정할 수 있게 되었다.

□ 갑상선 자극 호르몬의 측정

갑상선 자극호르몬(TSH)은 갑상선 호르몬이 너무 많은 경우 감소한다는 사실을 알게 되었기 때문에 이 갑상선 자극호르몬의 농도 측정을 함으로써 환자가 바세도우씨병인지 어떤지의 측정진단을 할 수 있게 되었다.

갑상선 기능저하증의 진단에는 유리 호르몬 중 사이록신과 갑상선 자극호르몬의 농도를 측정함으로써 정확히 진단할 수 있다.

이 갑상선 자극 호르몬의 측정은 병의 진단뿐 아니라 치료에도 도움이 되고 있다.

치료를 하는 단계에서 이 측정을 하면 현재 하고 있는 치료법이 충분한 효력을 발휘하고 있는지 어떤지 혹은 또 어느 정도 효과를 나타내고 있는지 등 치료 경과를 잘 알 수 있기 때문이다.

□ 형태학적인 진단법의 발달

다음으로 갑상선 질환을 검사하는 5가지 진단법에 대해서 간단히 설명하기로 한다.

① 초음파 검사

② X-Ray 촬영

③ 천자흡인세포진(穿刺吸引細胞診)

④ CT 촬영

⑤ 방사성 요드나 테크네슘을 사용해서 갑상선의 형태를 검사하는 방법

●초음파 검사

갑상선의 혹은 촉진에 익숙한 의사의 진단을 받았을 경우에는 혹만 만져 보아도 대충 알 수 있지만 거기에는 경험을 필요로 한다.

또한 아무리 촉진의 명인이라도 의사의 손가락은 갑상선 혹

은 표면밖에 만질 수 없기 때문에 갑상선 종양, 즉 혹의 내용물 상태까지 알 수는 없다.

그런데 최근은 초음파 검사 기계가 매우 좋아지고 있어 이것으로 갑상선 종양 속의 상태를 잘 알 수 있게 되었다.

즉 갑상선에 혹이 생겨 있는 경우 그 혹 속의 상태를 알기 위해서는 초음파에 의한 진단법이 매우 적합하다는 것이다.

● X-Ray 촬영에 의한 검사

이것은 흉부 X-Ray 촬영과 같은 방법으로 목 측면을 X-Ray로 촬영하는 것이다.

이 검사법도 갑상선 종양의 성상을 조사하는 경우에 적합하다. 갑상선 부분에 생기는 석회침착(石灰沈着)의 모양(음영)으로 종양의 성상을 잘 알 수 있다.

그러나 이 방법은 방사선을 많이 받기 때문에 정말로 검사를 필요로 하는 부분 즉 갑상선병의 경우는 목 부분에 좁혀서 촬영을 하게 된다.

● 천자흡인세포진(穿刺吸引細胞診)

이 진단법은 갑상선 종양의 검사로 요근래에 매우 주목받게 된 방법이다.

이것은 갑상선 혹에 주사바늘보다 조금 굵은 바늘을 찔러 흡인한 세포를 현미경으로 보는 것으로 이 종양의 성질을 조사하는 것이다.

특히 그 세포에 EGF라는 호르몬의 수용체가 많이 포함되어

134

있는 경우는 진행이 빠른 암, 적은 경우는 진행이 느린 암이라
는 진단을 할 수 있다.

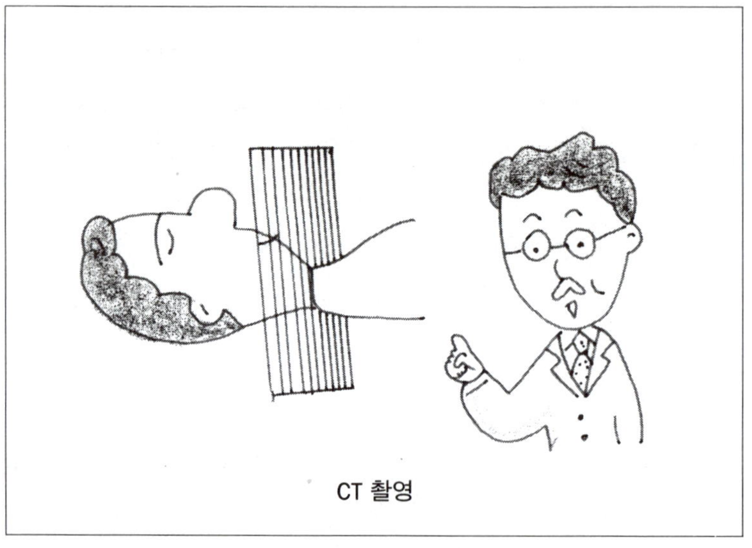

　우리 나라나 일본 등에서는 갑상선 암의 대부분이 비교적
양성의 유두선암인데 이 암은 천자흡인세포진으로 확정진단을
할 수 있기 때문에 경증의 경우, 조기발견에 도움이 되고 있
다.

　또한 고령의 암환자 중에 젊을 때의 유두선암이 50세를 넘
을 무렵부터 저분화암(유두선암보다 조금 악성이 강한 암), 혹은
미분화암으로 변화하는 경향이 증가하고 있다.

　그런 경우에도 천자흡인세포진에 의해서 정확한 진단을 하
기 쉽고 특히 미분화암 진단에는 가장 정확한 방법이다.

　더구나 유럽이나 미국에서는 현재 암은 세포진만으로 대부

분 진단하게 됨으로써 초음파나 X-Ray 촬영에 의한 검사법은 그다지 각광받지 못하고 있다.

또한 천자흡인세포진은 갑상선암의 발견뿐 아니라 치료에도 도움이 된다. 즉 이 검사로 암의 성질 및 진행 정도를 알 수 있기 때문에 치료 방침도 정할 수 있게 되며 외과수술의 경우는 진행이 빠른 암이라면 병에 걸려 있는 부분뿐 아니라 그 주변 부분도 조금 더 잘라내 두는 등 실제 수술에 도움이 되는 검사법이다.

● CT 촬영에 의한 검사

이것은 컴퓨터를 이용한 X-Ray 단층촬영으로 갑상선암의 침윤범위(갑상선이 어느 정도 암에 걸려 있느냐)를 알기 위해서는 매우 도움이 되는 검사법이다.

● 방사성 요드나 테크네슘을 사용해서 갑상선의 형태를 검사

방사성 물질을 환자에게 투여해서 갑상선에 모인 방사성 물질로 갑상선의 형태가 어떤 상태에 있는지를 조사하는 검사법이다.

그러나 현재는 그 외에 좋은 검사법이 개발되어 갑상선 기능항진증이나 갑상선 기능저하증에서는 혈액중 갑상선 호르몬의 측정법에 의해 충분히 진단할 수 있고 아급성 갑상선염의 경우는 님상적으로 진단할 수 있다.

암의 경우라도 전술한 초음파나 X-Ray 촬영, 천자흡인세포진, CT 촬영이라는 진단법이 있어 이들 진단법으로 모두 갑상선병을 진단할 수 있게 되었다.

따라서 이 검사법은 갑상선 호르몬의 결손증이라는 선천적인 특이한 병의 진단에는 필요하지만 그 외에는 별로 필요없게 되었다.

일반적으로 환자들에게는 가능한 한 방사성 물질이 좋지 않다고 생각되어 앞으로는 이 검사법이 그다지 많이 쓰이지 않을 것이라고 한다.

□ 갑상선 이상(異狀)을 조기에 발견하려면 의사나 환자쪽 모두 적극적인 자세가 중요

지금까지 대부분의 경우 갑상선의 작은 혹은 간과되어 왔지만 이것은 우리들의 소극적인 자세 때문이기도 하였다. 1년에 한 차례 정도씩 종합 검짐을 받도록 권장되고 있는데 그때나 직장에서 실시하는 신체검사가 실시되는 때를 적극적으로 이용할 필요가 있는 것이다.

즉, 평소 갑상선에 이상(異狀)이 느껴지면 그런 기회를 이용해서라도 의사에게 상담을 받음으로써 갑상선 질환은 의외로 조기 발견, 치료가 가능하게 된다.

아울러 일상 생활에서 거울을 볼 때에 목 주변이 부어 있다고 생각하면 갑상선을 만져서 응어리가 느껴질 경우 전문의에게 가서 진단받으면 좋을 것이다.

조기발견이라는 면에서 또 한가지 중요한 점이 있다.

의사는 갑상선 병으로 의심되면 환자의 혈액을 뽑아서 갑상선 호르몬의 측정검사를 해봐야 한다는 것이다.

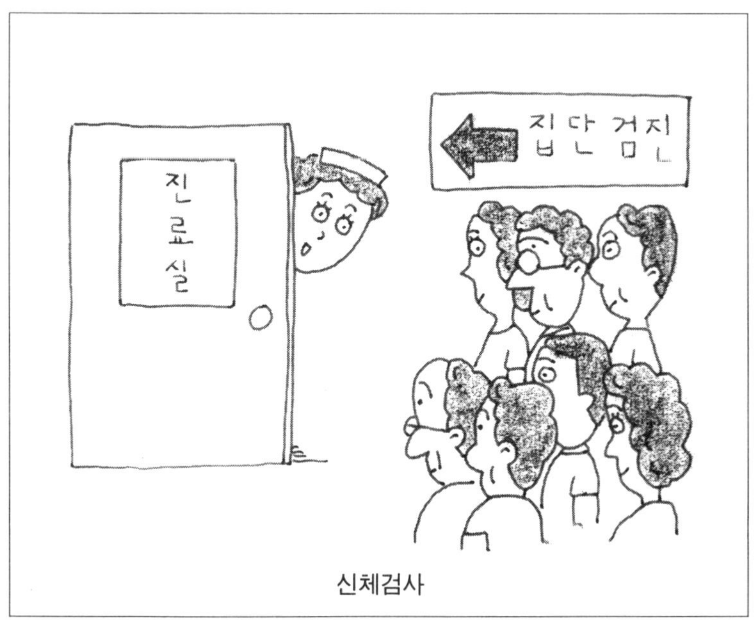

특히 갑상선 기능항진증 환자의 경우에는 병을 간과해서 방치하면 심장병이 될 수도 있으며 당뇨병 등 다른 병으로 오진되는 원인이 되거나 하기 때문에 주의해야 한다.

갑상선 기능저하증의 경우에도 치매 노인이 갑상선 기능저하증 진단을 받고 그 치료를 시작했더니 1~2주일만에 치매 증상이 치료되어 버렸다는 예가 적지 않다는 사실은 그 중요성을 입증하는 사례라고 하겠다.

□ 치료법의 발달은?

이상에서 갑상선병의 검사법은 근래에 들어와 현저하게 진보했다고 할 수 있지만 한편 치료법도 함께 발전해 왔는가 하면 꼭 그렇지는 않다.

예컨대 갑상선 기능항진증에서는 항갑상선제의 복용이나 외과수술, 방사성 요드요법이라는 치료법이 있어 이 3가지의 치료법만으로 환자 대부분이 치료되고 있는 실정이다.

다음으로 갑상선 기능저하증의 경우에도 갑상선 호르몬제를 계속 복용하면 환자는 모두 좋아진다.

이전은 갑상선 호르몬제로서 주로 돼지의 건조된 갑상선말(甲狀腺末)을 이용하고 있었지만 돼지에 따라 갑상선 호르몬속의 사이록신과 트리요드 사이로닌의 비율이 다르기 때문에 약으로서는 일정하지 않다는 문제가 있었다. 그래서 최근에는 합성한 갑상선 호르몬의 사이록신만을 사용하게 되었다.

그러나 이것도 사용 역사가 10년 안팎으로 짧은 탓에 반드시 전국의 어느 병원에서나 합성갑상선 호르몬제를 이용하고 있다고는 단언할 수 없다.

이 약의 경우를 보더라도 갑상선 질환의 치료는 검사법의 발달과 같은 정도로 나아가고 있지는 않다는 것을 알 수 있다.

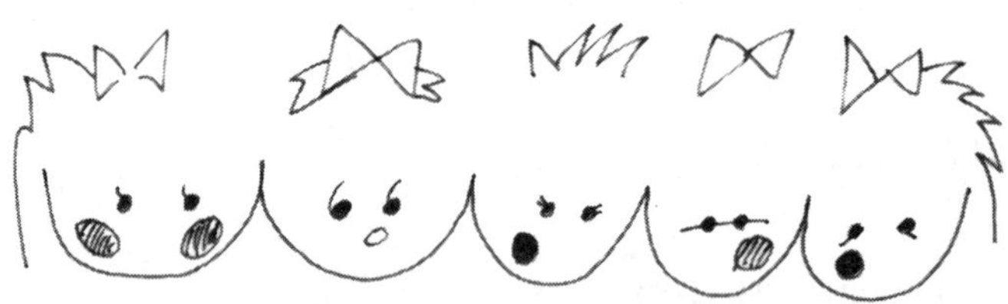

제 5 장

여성과 갑상선병 치료 생활법

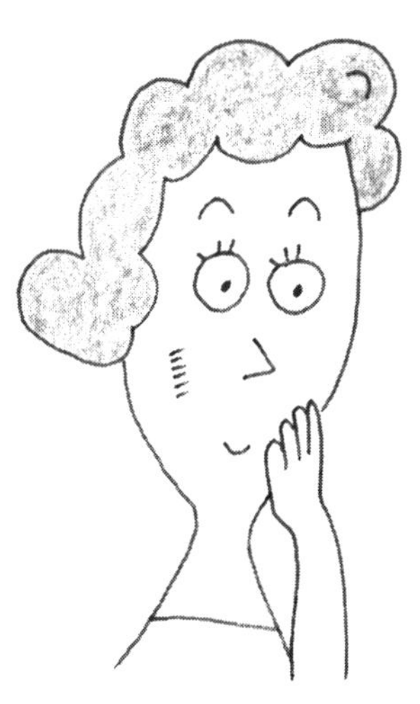

여성과 갑상선 ①

갑상선병은 왜 여성에게 많은가

□ 여성은 자기면역질환에 걸리기 쉽다

제2장 '갑상선의 구조와 기능'에서 설명했듯이 갑상선은 여성쪽이 남성보다도 발병할 확률이 조금 크다.

만성 갑상선염(하시모토병)은 남녀비가 1대 15, 바세도우씨병에서는 남녀비 1대 4내지 1대 5 정도이다. 갑상선 기능저하증도 남녀비는 1대 5내지 1대 6 정도가 된다.

암의 경우도 악성이 강한 미분화암은 남녀비 1대 2 정도이지만 악성이 약한 비교적 양성의 분화암(유두선암, 난포선암)에서는 남녀비가 1대 5로 역시 여성에게 많이 일어난다는 특징이 있다.

그런 갑상선 병이 왜 여성에게 많이 나타나는지 정확한 원인은 모른다.

그러나 한 가지 확실한 사실은 압도적으로 여성에게 많다는 것인데 예컨대 만성갑상선염과 마찬가지로 자기면역질환(自己

免疫疾患)의 가장 전형적인 것으로 되어 있는 에리테마토테스도 여성에게 많다.

따라서 현재는 여성이 자기 면역질환에 걸리기 쉽다고 생각되고 있다.

임은 자기 면역으로 발병하는 경우는 없시만 사기 면역성이 확실한 만성 갑상선염은 남녀비 1대 15로 대부분이 여성 환자이다.

□ 갑상선병은 월경과 관계가 있어 영향을 준다

초경 이후 여성에게는 매달 1번의 월경이 있는데 갑상선 병에 걸리면 대부분의 경우는 다음과 같은 월경 이상이 일어난다.

갑상선 기능항진증이라는.병은 갑상선 호르몬이 너무 많아서 일어나기 때문에 매달 월경량이 늘어난다고 생각하는 사람이 많지만 실제는 갑상선 기능항진증의 발병 초기에는 월경량이 줄어드는 경우가 있다.

그리고 갑상선 기능저하증에 걸린 사람의 경우 오히려 처음에는 월경량이 늘어난다. 그러나 증상이 심해지면 무월경이 된다.

일본의 경우 갑상선 기능항진증에 걸린 사람은 임신하기 힘들다고 한다. 그러나 월경이 완전히 없어지는 경우에 한해서이고 경증의 경우에는 임신하기 힘들다는 사례는 그다지 발견되지 않고 있다고 한다.

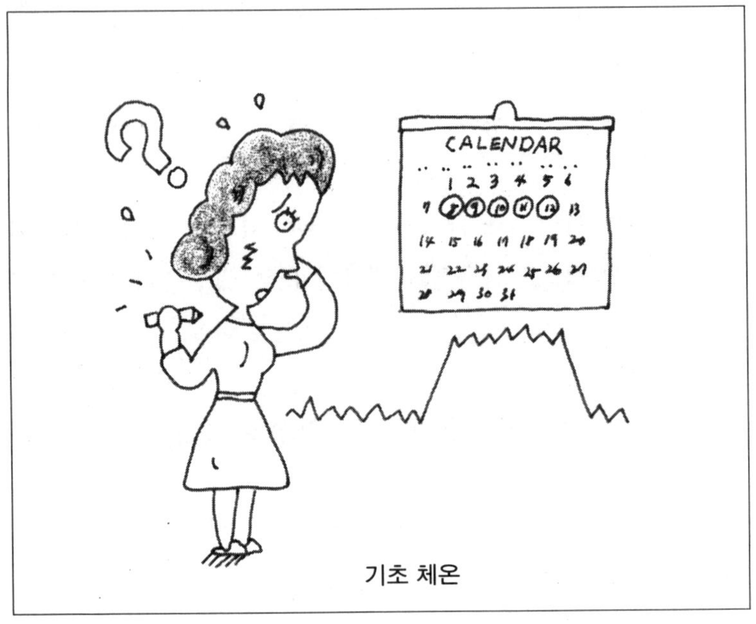

기초 체온

　이것은 갑상선 기능항진증이 직접적인 원인이 되기보다 병 때문에 지치기 쉽고 나른하다는 증상이 나타나서 그 때문에 성생활에도 무력감을 느껴서 임신이 어려워지는 경우가 있을지도 모른다.

□ 임신 중에 갑상선병에 걸렸을 때는

　바세도우씨병이나 갑상선 기능저하증은 먼저 언급했듯이 자기면역과의 관계가 있기 때문에 면역상태가 변화하는 임신하고 있을 때나 산후에는 병 상태가 변화하기 쉬운 사실이 알려져 있다.

바세도우씨병 환자는 임신중은 증상이 가벼워지는 경향이
있다.

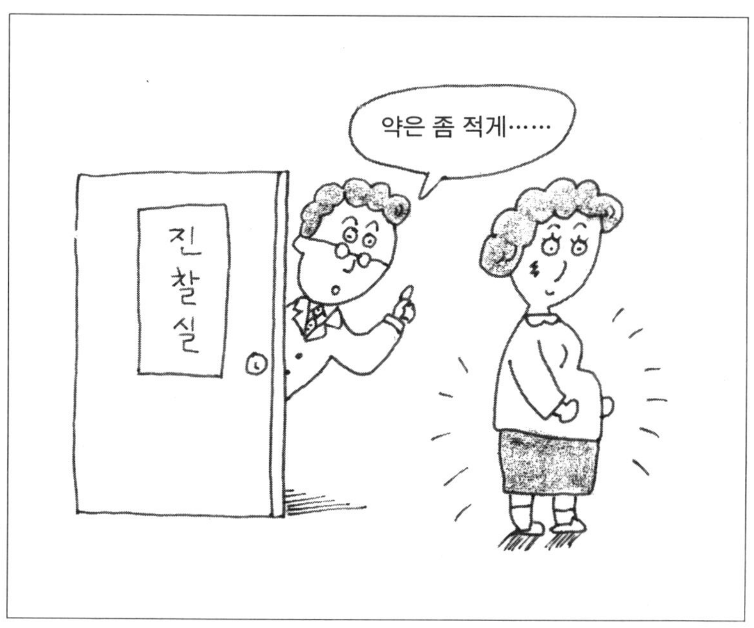

그러나 바세도우씨병 환자가 임신하면 심장 등에 부담이 가
해지기 때문에 약을 조금씩 계속 복용하고 주의하면서 병 치료
를 받을 필요가 있다.

이렇게 말하면 약이 태아에게 나쁜 영향을 주는 게 아니냐
고 생각하겠지만 전문의에게 치료를 받으면 약이 태반까지 퍼
지지 않도록 하는 특수한 처방(프로필사이오유라실)을 한다고
하니 걱정할 필요가 없다고 하겠다.

갑상선 기능저하증에 걸린 사람은 유산하기 쉬운 경향이 있

다. 또한 유산을 하지 않더라도 태아 발육이 나쁜 등의 악영향이 일어나기 때문에 임신중인 경우 갑상선 호르몬제를 규칙적으로 계속 복용할 필요가 있다.

임산부가 갑상선 기능저하증임을 알았을 때에는 곧 전문의의 치료를 받아야 한다.

□ 산후에는 어떤 영향이 있을까

임신중인 경우 바세도우씨병은 그 증상이 가벼워진다고 했지만 그 원인은 알려지지 않고 있다.

그리고 바세도우씨병 증상은 산후에는 다시 원상태로 돌아간다. 산후에 병의 상태가 진행되거나 또는 병이 재발하거나 하는 경우를 가끔 볼 수 있기 때문에 산후의 일정기간 약 1년간은 정기검진을 받을 필요가 있다. 바세도우씨병이 나빠졌을 경우도 프로필사이오유라실이라는 약은 거의 젖에 나오지 않기 때문에 치료하면서 수유를 계속할 수 있다.

최근의 사례 중 산후 일시적으로 자기 면역성의 갑상선염이 일어나는 경우가 있다. 이 증상은 방치해 두어도 자연히 치료되어 버리므로 특별히 치료할 필요는 없다.

단, 아기에게 모유를 주고 있을 때에 그 증상이 나타나면 모유가 잘 나오지 않게 되는 경우가 있다. 이 때 갑상선 호르몬이 모유에 들어가 아기에게 나쁜 영향을 주는 게 아닐까 하고 걱정하는 어머니가 있는데 갑상선 호르몬은 모유에 약간 섞여 나와도 아기에게는 조금도 해가 없다.

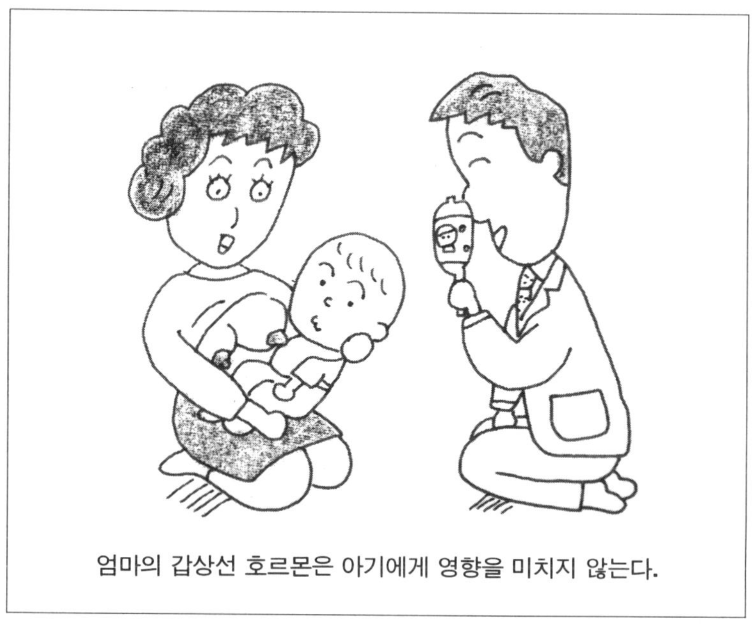

엄마의 갑상선 호르몬은 아기에게 영향을 미치지 않는다.

이상의 사실로부터 갑상선병을 가진 사람이 치료중에 임신하는 점에 대해서는 어떨까 하는 의문을 가진 분도 계실 것이다.

일반적으로는 바세도우씨병이나 갑상선 기능저하증 환자에게는 전문의가 치료 경과를 보면서 갑상선 기능이 정상화될 때까지는 임신을 피하도록 지도하고 있다. 그러나 가령 임신해도 전문의의 지도하에서 정확한 치료를 받으면 그런 환자도 건강한 아기를 출산할 수 있고 또한 아기에게 수유할 수도 있다.

□ 폐경기 여성은 갱년기 장애로 혼동되기 쉽다

갑상선병 중 바세도우씨병이나 갑상선 기능저하증은 그 발생의 연령적인 피크의 하나가 여성의 폐경기에 있다.

여성과 갑상선병에서 문제가 되는 것이 이 점으로 가끔 폐경기 여성 환자가 갱년기 장애로 혼동되기 쉽고 실제로 그런 예가 상당히 많다.

바세도우씨병이나 갑상선 기능저하증 증상에서는 지치기 쉽다든가 초조해서 정신적으로 불안해지는 등의 증상이 나타나기 때문에 이런 증상이 갱년기 장애의 증상으로 잘못 진단되어 갑상선병이 간과되는 경우가 있다.

이것은 환자 자신이 주의한다기보다 의사가 주의해야 하는 점이지만 그 나이의 여성에게 갱년기 장애의 증상이 나타났을 때에는 갑상선병을 의심하고 전문의의 진찰을 받는 것도 중요하다고 말할 수 있다.

□ 갑상선암은 조기발견과 조기치료가 중요

앞서 설명한 것과 같이 갑상선암, 특히 유두선암이나 난포선암은 여성에게 많이 발생한다. 그러나 갑상선암의 약 95%를 차지하는 이들 암은 악성 미분화암에 비해 비교적 양성 암으로 조기에 발견해서 조기에 치료함으로써 완치할 수 있다.

따라서 조기에 갑상선 혹이 만져지거나 혹을 발견하면 검사해서 그 혹이 암인지 어떤지를 진단할 필요가 있다.

그리고 갑상선암의 검진 실시 상황을 보면 유방암보다도 높은 비율로 갑상선암이 발견되고 있어 30세 이상의 여성은 평균적으로 1000명 가운데 3~6명의 비율로 갑상선암 환자가 발견되고 있다.

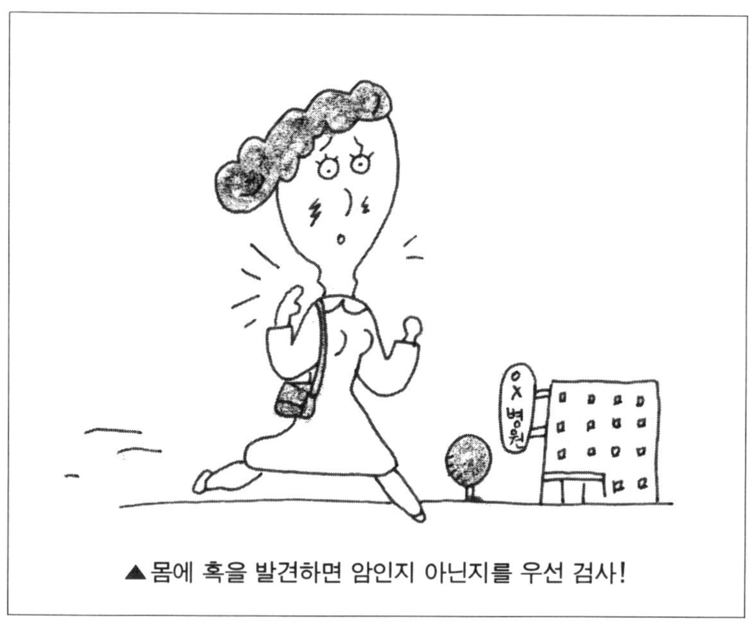

▲ 몸에 혹을 발견하면 암인지 아닌지를 우선 검사!

　이런 원인은 요즘 갑상선암 환자가 증가한 결과라기 보다는 지금까지 간과되어 온 것이 발견되게 되었다고 생각하는 편이 좋을 것이다.

　더구나 그런 사람들의 임상결과를 보면 환자 중 90%까지가 스스로는 목의 혹을 깨닫지 못했다는 것이 사실이다.

여성과 갑상선 ②

여성에게 많은
갑상선병의 치료와 생활법

　앞에서 갑상선병이 모두 여성에게 많은 사실, 또 왜 여성에게 많이 일어나는지에 대해서 현재까지 알려진 사실을 설명했다. 더욱이 갑상선병과의 관련으로 여성 특유의 문제가 있음을 얘기했다.

　그래서 여기에서는 여성에게 많이 일어나는 갑상선병을 차례대로 병별 치료법, 치료증, 치료후의 생활에 대한 주의, 치료 후의 검진이나 재발하기 쉬운 병 혹은 합병되기 쉬운 병의 유무 등에 대해서 가능한 한 자세히 알아 보기로 한다.

　갑상선병은 대부분이 곧 치료를 시작하지 않는다고 해서 생명에 위험을 미치는 것은 아니다. 그러나 증상이 가벼울 때 치료하면 치료되는 것도 빠르니까 조금이라도 빨리 전문의의 치료를 받아야 할 것이다.

□ 바세도우씨병(갑상선 기능항진증)

● 치료법

이 병은 가만히 있을 때에도 심장이 활발하게 작용하고 있기 때문에 그 이상 심장에 부담이 가해지지 않도록 심신의 안정이 우선 필요가 있다.

또한 신진대사가 왕성해지기 때문에 충분하게 열량과 비타민을 섭취할 필요하다.

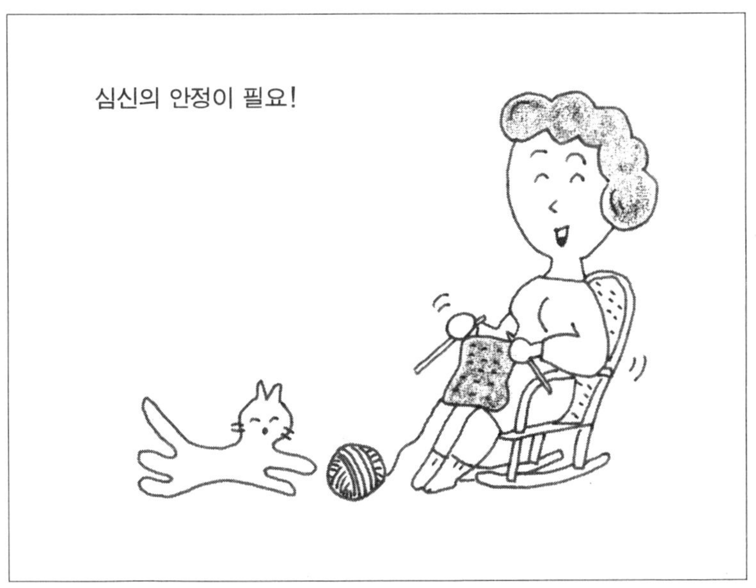

우선 갑상선 호르몬의 작용이 너무 많기 때문에 일어나는 여러 가지 증상 예컨대 동계, 손 떨림, 다한(多汗), 고혈압 등을 억제하기 위해서 인데랄 등의 교감신경 β차단제가 사용된다.

바세도우씨병 증상이 심할 때에는 심신의 안정을 위해 수면

진정제나 정신안정제를 이용하는 경우가 있다.

　이러한 증상들을 근본적으로 치료하기 위해서는 다음에 드는 3가지 치료법이 현재 이용되고 있다.

　① 항갑상선제, 그 밖의 약물 요법

　갑상선 호르몬의 제조나 분비를 약의 복용함으로써 일반적인 정상량으로 저하시키는 방법.

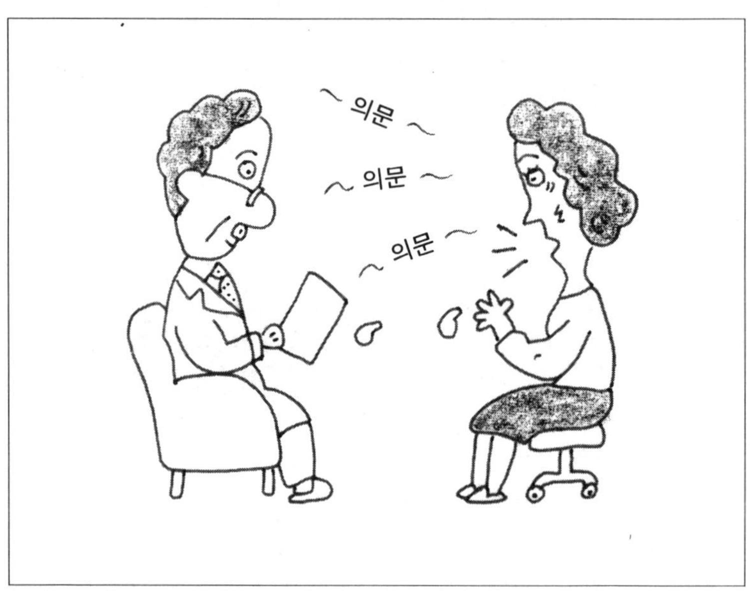

　② 방사성 요드 요법

　방사성 요드로 갑상선 조직의 대부분을 파괴해서 갑상선으로부터의 호르몬 분비량을 감소시키는 방법.

　③ 외과 수술요법

　외과수술로 갑상선 조직의 대부분을 제거하는 방법.

이들 중 어느 치료법으로 선택하느냐는 전문의가 환자의 증상이나 병의 경과, 여러 가지 검사 결과, 연령이나 그 외 임신 여부 등의 특별한 상태, 환자 자신의 개인적인 희망 사항 등을 참작해서 종합적으로 판단하여 개개 환자에 대해 최상의 치료 방침을 세우는 것이다.

따라서 그 선택에 대해서는 신뢰할 수 있는 전문의에게 맡겨야 하지만 환자 자신이 의문나는 점이나 희망이 있으면 주저없이 전문의에게 얘기하는 것이 중요하다.

일반적으로는 환자의 연령에 따라 다음과 같은 치료법이 취해지고 있다.

1) 성인으로 30세 이하인 젊은 환자의 경우

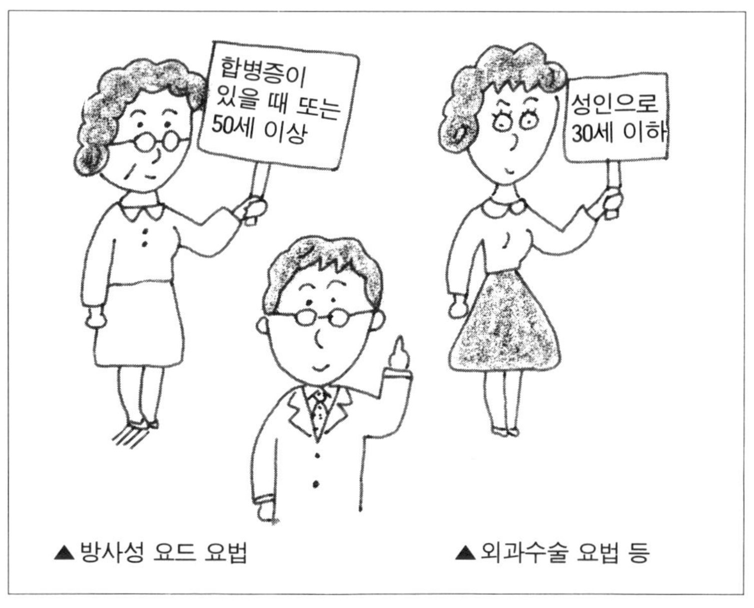

우선 처음에 항갑상선제에 의한 치료가 이루어진다.

그러나 환자의 증상으로 항갑상선제를 감량하면 재발을 일으키기 쉬울 때나 환자가 조기 치료를 희망하고 있을 때 또는 갑상선종이 클 때에는 외과수술요법쪽이 좋다고 생각되고 있다.

환자가 수술을 희망하고 있지 않을 때나 수술 후의 재발에 대해서는 방사선 요드 요법이나 장기 항갑상선제요법, 둘 중에서 선택하여 하나의 치료가 이루어진다.

2) 30세 이상, 60세 미만인 환자의 경우

앞서 설명한 젊은 환자와 거의 같은 치료방침이 취해진다.

그러나 환자의 연령이 50세 이상일 때나 환자에게 합병증이 있을 때에는 첫째로 방사성 요드 요법이 이루어진다.

또한 갑상선이 매우 크게 부어서 딱딱할 때나 종양성 변화가 의심될 때에는 첫째로 외과수술이 이루어진다.

항갑상선제 이외의 약물요법은 극히 가벼운 증상의 환자에게 사용되는 외에도 항갑상선제를 사용할 수 없는 환자나 합병증이 있는 환자에 대해서 사용된다.

① 항갑상선제 약물 요법

주로 메르카졸이나 프로필사이오유라실(프로파질 또는 티우라질)이라는 약이 이용된다.

이 약을 복용하기 시작하면 1~2주일째 정도부터 효과가 나타나서 1~3개월 지나면 혈액중의 갑상선 호르몬이 정상량으로 저하되기 때문에 병의 증상은 거의 없어진다. 그러나 이 때 약을 먹지 않으면 다시 나빠지기 때문에 1년간 정도는 복용을 계속해야 한다.

그리고 1년 후 약의 복용을 중지하면 약 50%의 환자에게 그 후 계속 바세도우씨병 증상이 나타나지 않지만 나머지 50% 정도의 환자는 1~2개월 내지 2~3개월 후에 재발한다.

그런 경우에는 방사성요드 요법이나 외과수술을 권할 수 있지만 의사의 관리하에서 환자가 장기간 약을 계속 복용할 수 있는 경우에는 계속해서 항갑상선제 요법을 하는 것도 유효하다.

〈그 밖의 약물요법〉

가벼운 바세도우씨병 환자에게는 무기요드제(루골액이나 요드칼리)의 2~3개월간의 복용을 권할 수 있다. 복용하면 증상은 곧 가벼워지지만 70~80%의 환자는 요드제를 복용하고 있는 사이에 다시 증상이 나빠지는 경우가 있다. 그러나 나머지 20~30%의 환자는 요드제의 복용만으로도 치료된다.

단, 항갑상선제 등의 약물요법에서는 갑상선의 부기는 좀체로 가라앉지 않는다.

〈부작용〉

항갑상선제에는 여러 가지의 부작용이 있으며 부작용이 나타나는 것은 복약을 시작하고 나서 약 2개월 이내로 한정되어 있다. 그러나 대체적인 경우 6년 이상 항갑상선제의 복용을 계

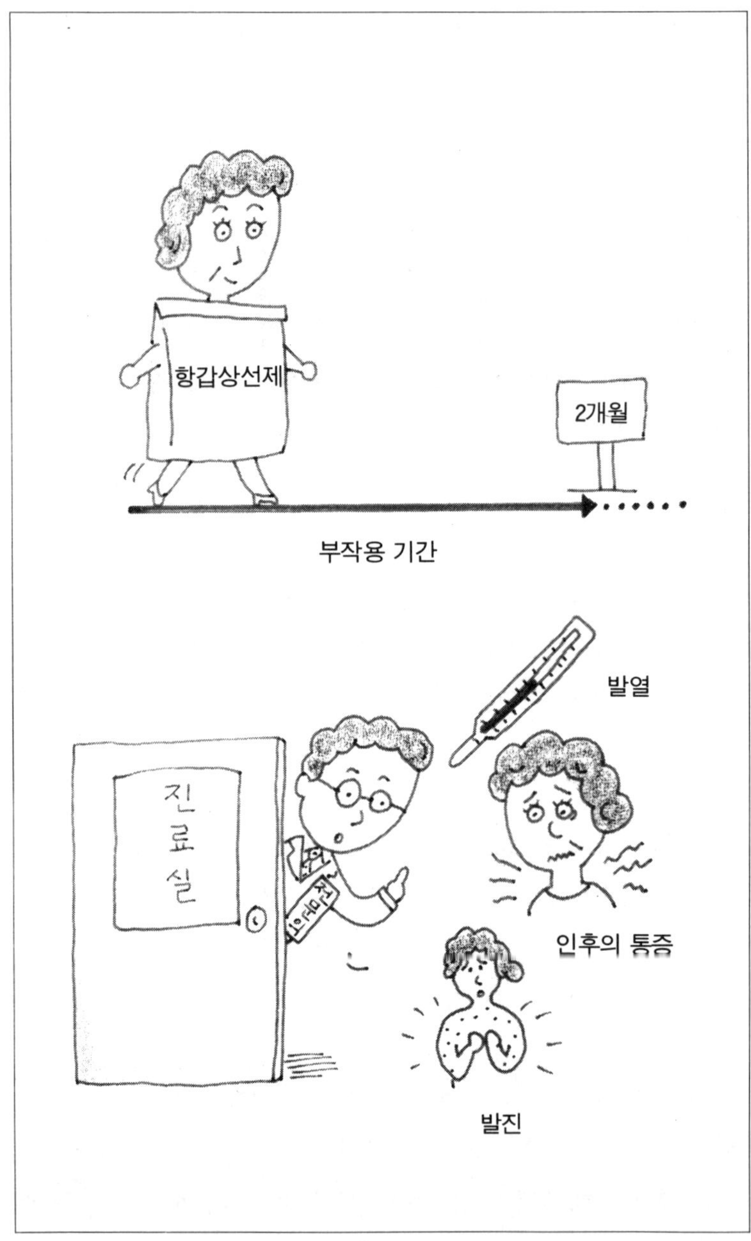
항갑상선제
2개월
부작용 기간
발열
진료실
인후의 통증
발진

속하고 있는 사람에게도 전혀 부작용이 일어나지 않고 있다는 보고가 발표된 적이 있다.

부작용의 발생을 의심케 하는 증상으로서는 발열이나 인후의 통증, 발진 등이 있다. 이런 증상이 나타났을 경우에는 곧 복약을 그만두고 상담의의 진찰을 받아야 한다.

② 방사성 요드 요법

방사성 요드를 복용하면 그 대부분이 갑상선에 모이기 때문에 상당히 대량의 방사성 요드를 바세도우씨병 환자에게 복용시켜서 갑상선 조직의 대부분을 방사능으로 파괴하여 갑상선에서 나오는 갑상선 호르몬의 양을 감량시키는 방법이다.

방사성 요드를 충분한 양 복용하면 복용 후 3~6개월 후에는 갑상선의 부기는 작아져서 바세도우씨병의 증상은 모두 좋아진다.

이 요법으로 대부분 모든 바세도우씨병 환자를 치료할 수 있지만 이 요법이 너무 잘 들어서 갑상선 호르몬이 부족한 상태가 되는 경우, 즉 갑상선 기능 저하증이 되는 경우가 적지 않다. 더구나 치료 후 10년에서 20년의 세월이 흐름에 따라서 갑상선 기능저하증이 되는 환자수가 늘어나고 있어 시간이 오래 지난 후에는 반수 가까이가 갑상선 기능 저하증이 되고 있다.

또한 때로는 한번 치료되고 나서 재발하는 경우도 있다.

더구나 처음 이 치료가 시작되었을 무렵은 방사성 요드를 복용하면 백혈병이나 갑상선암에 걸리는 게 아닐까, 혹은 임신하면 기형아가 태어나는 게 아닐까 하고 걱정했지만 40년 가까이 지난 현재, 이런 증상은 거의 없다는 사실이 밝혀졌다.

그러나 아이나 젊은 사람일 경우 방사선의 갑상선에 대한 발암성의 문제가 남아 있기 때문에 아이나 젊은층, 임신 중이거나 수유 중인 산모에게는 이 치료법은 사용하지 않는 것으로 보고되어 있다. 또한 치료 후 약 1년간은 임신을 피하는 편이 좋을 것이다.

이 치료법이라도 안구돌출이 있는 경우는 좀처럼 좋아지지 않는다고 한다.

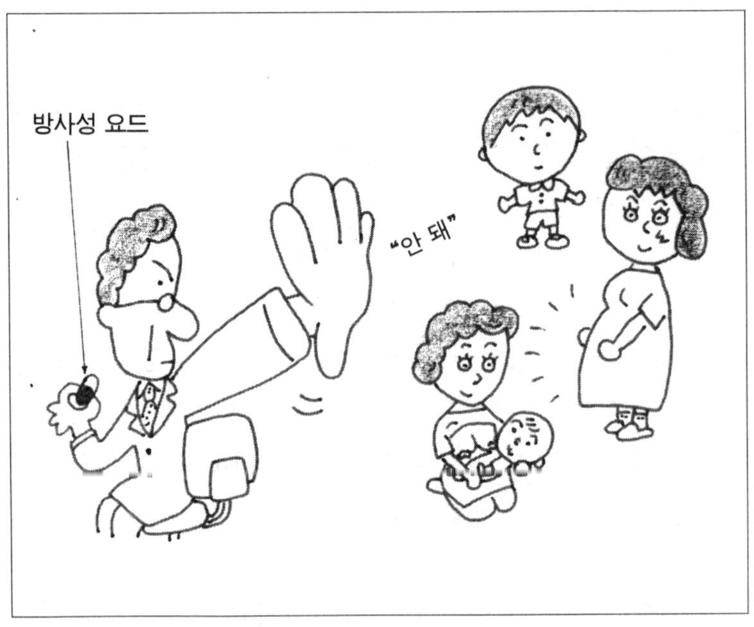

〈부작용〉

　방사성 요드 요법을 실시하는 초기에 볼 수 있는 부작용에는 방사성 갑상선염, 일과성 갑상선 기능저하증, 갑상선 기능항진증의 악화 등을 들 수 있다. 더욱이 치료 후 몇 년이나 경과하고 나서 일어나는 만발성(晩發性)·영속성(永續性) 갑상선 기능저하증이 있어 앞서 얘기했듯이 이 부작용이 최대의 문제이자 난점으로 꼽히고 있다.

　이 만발성·영속성 갑상선 기능 저하증은 증상이 서서히 나타나기 때문에 환자 자신은 거의 깨닫지 못하는 경우가 많다. 그 때문에 전에는 갑상선 기능항진증이었던 환자가 현재는 갑상선 기능저하증이 되고 있는데도 불구하고 전문의의 치료를 받지 않고 있는 경우가 매우 많다.

　따라서 방사성 요드 요법을 받았을 경우에는 전문의로부터 장래의 갑상선 기능저하증 발생의 가능성과 발생할 때의 증상 또 평생에 걸친 병의 경과에 대한 관찰의 필요성과 그것을 위한 정기검진에 대해서 자세한 설명을 듣고 유의사항에 대해서 기억을 해둬야 할 것이다. 이런 사항들은 소홀히 생각하지 말고 반드시 지킬 필요가 있다.

③ 외과수술요법

　갑상선의 대부분을 수술로 떼어내어 갑상선에서 나오는 갑상선 호르몬의 양을 줄이는 치료법이다.

　바세도우씨병 수술은 우선 약물요법으로 증상을 거의 없애고 나서 갑상선 외과의 숙련된 전문의가 수술하면 대부분의 환자가 조기에 치료될 수 있는 안전한 치료이다.

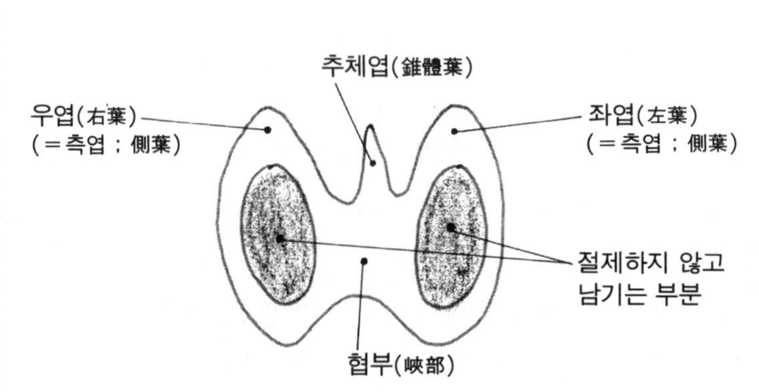

갑상선 측엽의 측후부를 좌우 모두 3g 정도 남기고
나머지 갑상선의 아전적(亞全摘)을 실시한다.

A. 갑상선을 포함하는 목부분을 보여 주는 그림

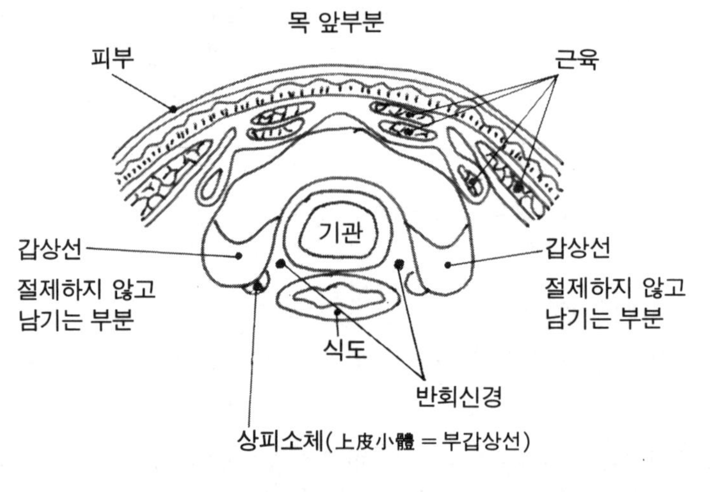

B. 갑상선을 포함하는 목 부분을 보여 주는 그림
(갑상선의 절제하는 부분과 남기는 부분)

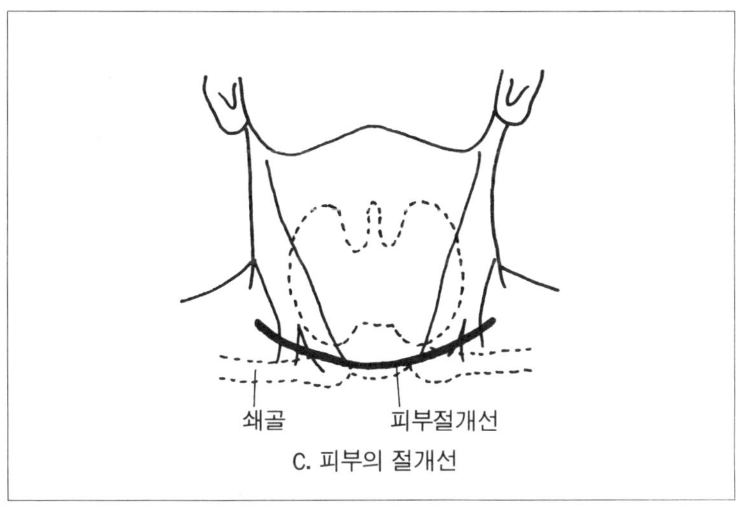

C. 피부의 절개선

그러나 위험이 전혀 없다고는 할 수 없다. 우선 첫째로 숙련된 의사가 수술했을 경우라도 목에 아주 희미한 상처 자국이 남지만 미숙한 외과의사의 경우에는 눈에 띄는 상처 자국을 남기게 된다.

또한 이 치료법이라도 재발하는 경우가 있다. 더욱이 제거하는 갑상선의 양이 더욱 많으면 갑상선 기능저하증이 된다.

바세도우씨병의 외과수술에서는 갑상선의 어느 부분을, 얼마나 제거하는지를 위의 그림을 참고로 설명한다.

좌우 갑상선 측엽의 측후부를 3g 정도 남기고 나머지 갑상선 조직을 모두 절제한다. 이 제거하는 갑상선의 양이 너무 많으면 갑상선 기능저하증을 일으키고 반대로 너무 적으면 수술 후에 병이 재발되는 사태가 발생한다.

또한 갑상선 측엽의 측후면에서는 반회신경(反回神經)과 부

갑상선이 붙어 있어 이것들을 건드리면 수술 후유증이 일어나
기 때문에 이것들이 다치지 않도록 주의하면서 수술이 이루어
진다고 한다.

또한 목을 수술할 경우 상처 자국을 가능한 한 눈에 띄지 않
게 해야 하는데 수술 기술의 발달과 숙련된 갑상선 외과의의
시술로 거의 눈에 띄지 않게 할 수 있게 되었다.

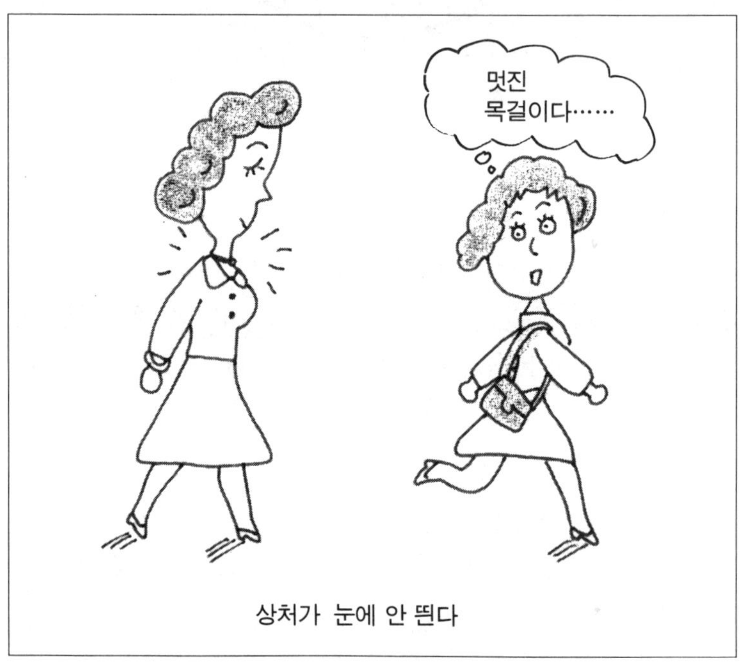

상처가 눈에 안 띈다

피부절개는 전경부(前頸部)의 가장 아래 부분으로 피부에
원래 있는 선을 따라서 자르면 수술 후의 상처자국이 눈에 띄
지 않게 된다고 하며 미용상의 문제도 없다고 한다.

상처 부위의 봉합에는 종래 실을 이용하고 있었지만 클립으

로 고정시켜 버리는 방법이 기술적으로 개발되었다. 클립을 사용하는 편이 상처 자국을 눈에 띄지 않게 하는 편이라고 한다.

환자가 여성일 경우는 수술하는 외과의사는 상처 자국이 눈에 띄지 않도록 최대한의 배려를 한다. 그러나 간혹 나이가 든 연배의 여성에게는 그런 배려를 하지 않고 수술하는 의사도 있으므로 환자쪽에서 수술 전에 적극적으로 부탁해 두는 것도 중요할 것이다.

〈수술 후의 주의와 생활법〉

외과수술에서 중요한 점은 앞에서도 언급했지만 수술 전의 처치(항갑상선제와 요드제로 갑상선 기능을 정상으로 개선해 두는 것)와 수술 후의 출혈이다.

바세도우씨병 환자에게 수술 전 처치를 하지 않고 갑자기 수술하면 바세도우 클리제가 일어나서 매우 위험하다.

또한 바세도우씨병 수술에는 국소마취 또는 기관내마취(전신마취)가 이루어지는데 마취에서 깨기 전 수술 후 수시간 동안에 서서히 상처 자국에서 출혈되는 경우가 있다. 환자의 이 출혈이 발견되지 않아 방치되면 목 부분에 혈액이 고여서 질식하는 경우가 있고 또한 성문(聲門)을 압박해서 성문부종을 일으키는 경우가 있으므로 때로는 사망할 위험이 있다.

따라서 수술은 시설이 완벽한 병원에서 갑상선 외과전문의 숙련된 의사의 손으로 이루어지는 것이 무엇보다도 필요하고 안전하다.

수술 후의 경과가 순조로우면 수술 다음날부터 식사를 할

수 있고 걸을 수도 있다. 일반적으로 1주일이 지나면 일상의
기본동작이 가능해지므로 퇴원해서 가벼운 일을 할 수는 있다.

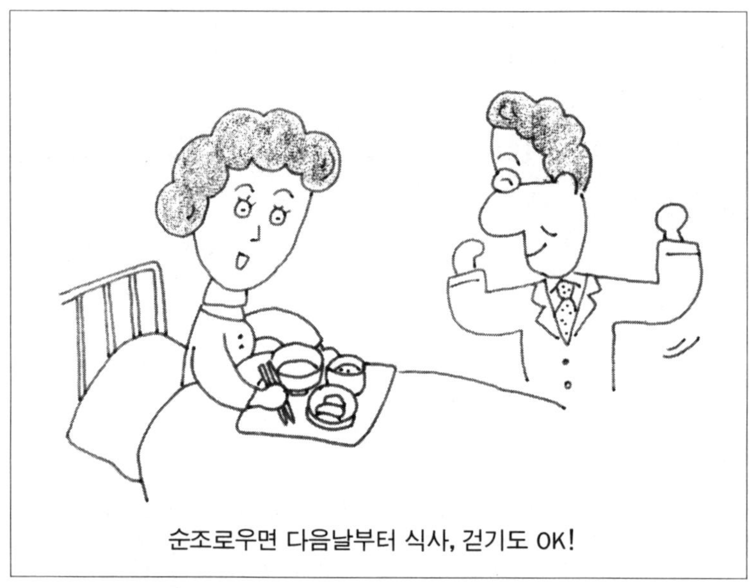

　퇴원 후는 1개월, 3개월, 6개월로 순차간격을 늘리면서 갑상
선 기능저하증의 발증이나 바세도우씨병의 재발이 있는지, 없
는지에 관한 검사를 받아야 한다. 또한 수술후 반년간은 임신
을 피하는 것이 바람직하다고 되어 있다.
　수술 후에 바세도우씨병이 재발했을 때에는 무기요드제의
복용이 유효하지만 그것이 효과를 나타내지 않을 때에는 항갑
상선제의 복용이나 방사성 요드 요법이 이루어진다. 그리고 재
수술을 하는 경우는 별로 없다.
　더구나 안구가 돌출되어 있는 경우는 이 치료법에 의해서도

좀처럼 좋아지지 않는 것이 일반적이라고 한다.

〈부작용(수술의 후유증)〉

가장 많은 것이 영속성 갑상선 기능저하증이다. 빈도는 보고에 따라 큰 차이가 있지만 상당히 많고 방사성 요드 요법의 경우와 마찬가지로 전문의에 의한 장기간의 경과 관찰을 받을 필요가 있다.

이 외 극히 소수이지만 반회(反回)신경마비나 부갑상선 기능저하증(테타니 증상)이 일어나는 경우가 있다.

그러나 이것들도 갑상선 외과 전문의사가 수술을 했을 때에는 거의 걱정이 없는 것이라고 한다.

●치료중 · 치료후의 생활법

이상의 치료법으로 완전히 바세도우씨병이 치료되면 건강한 사람과 마찬가지로 일상생활, 사회생활을 할 수 있다.

치료중, 갑상선 기능항진증의 증상이 심할 때에는 그렇지 않아도 심장이 커져 있기 때문에 뜨거운 목욕탕에 들어가거나 갑자기 달리거나 해서 심장에 더 이상의 부담을 주는 행동은 피해야 한다.

병이 좋아질 때까지는 심신 모두 안정을 유지하는 것이 우선으로 충분한 휴양이 필요하다.

젊은 사람으로 별로 중증이 아닌 경우에는 복약을 시작해서 어느 정도 좋아지면 학교 수업(체육 수업은 제외)을 받거나 가벼운 가사를 한다든가 하는 경우는 상관없다.

그러나 체육이나 여러 가지 스포츠를 하는 것은 의사의 허가가 있을 때까지 삼가하는 편이 좋다.

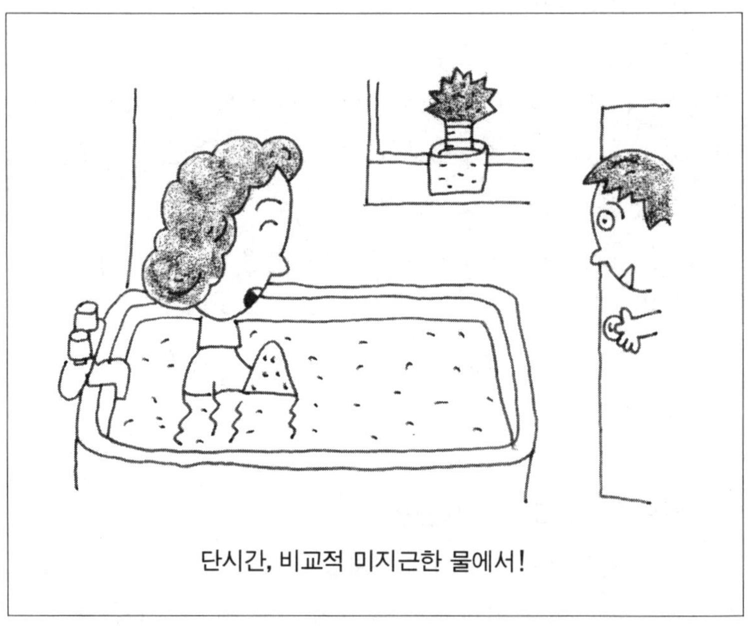

목욕에 대해서는 앞에도 언급했지만 증상이 무거울 때는 제외하고 치료에 의해 증상이 거의 없어지고 있을 경우에는 단시간 비교적 미지근한 물에 들어가는 것이라면 별 지장 없다.

단, 목욕중에 동계가 일어나거나 상기(上氣)하거나 했을 때에는 곧 목욕을 중지하고 안정을 취하는 등 항상 주의해야 한다.

그 외 성생활이나 결혼은 치료로 병 증상이 거의 없어진 경우에는 상관없다. 그러나 심장이 나쁜 사람은 특히 주의가 필요하기 때문에 주치의와 상담해 보도록 한다.

또한 임신은 바세도우씨병이 완전히 좋아져서 갑상선의 기능이 정상으로 작용하게 되어 의사의 허락이 있을 경우가 바람직하다고 할 수 있다. 그러나 치료중에 임신했을 경우라도 전문의의 지도로 적절한 치료를 받으면 태아에게 나쁜 영향을 미칠 우려도 없어 출산은 가능해진다.

더구나 임신중에 바세도우씨병에 걸렸을 경우에 대해서는 앞에서 얘기했지만 이 경우는 전문의의 적절한 치료만 받으면 안심하고 출산할 수 있다.

〈식사 주의〉

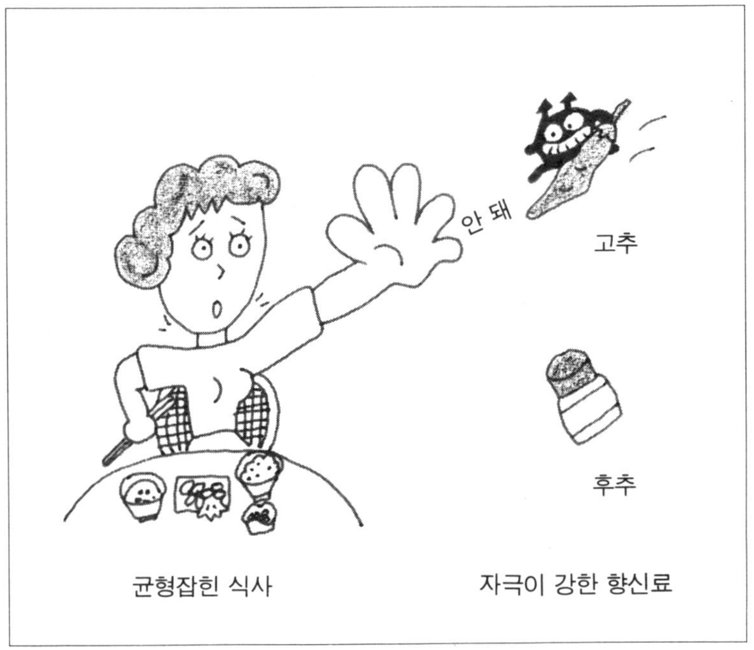

바세도우씨병은 당뇨병이나 고혈압 등과 같이 식사요법을 필요로 하는 병은 아니지만 치료중은 고칼로리, 고단백질, 고비타민식이 원칙이다. 그러나 특별한 경우 필요하다면 주치의가 비타민제 등의 약을 처방하기 때문에 시중에서 판매되는 비타민제를 복용할 필요는 없다. 중요한 건 영양가가 높은 균형잡힌 식사에 유의하면 된다.

특히 금지해야 하는 식품은 없지만 증상이 심한 환자는 다시마 등 요드함유식품은 너무 먹지 않도록 해야 하며 고추 등의 자극이 강한 향신료나 식품은 피할 필요가 있다.

치료가 완료되어서 병이 좋아지면 이런 것들도 특별히 신경 쓸 필요는 없다.

●치료 후의 검진

바세도우씨병은 권위 있는 전문의사가 아무리 정확한 치료를 한다고 해도 병이 재발하거나 혹은 갑상선 기능저하증이 일어나거나 하는 경우가 있다. 그 때문에 자각 증상이 없더라도 정기적으로 주치의의 진찰을 받아 혈액 검사를 받을 필요가 있다.

일반적으로는 주치의가 환자에 대해서 그 후의 경과를 보면서 지도하지만 가능하면 3개월에 1번이나 적어도 반년에 1번은 반드시 의사의 진찰을 받도록 해야 한다.

●합병되기 쉬운 병

1) 바세도우 클리제(갑상선 클리제)

바세도우 클리제는 갑상선 기능항진증의 경과중에 급격한 갑상선 중독증으로 악화되는 사태가 발생한다. 전신증상이 더해지면서 생명이 위험에 빠지는 상태를 말하는데 가끔 죽음에 이른다.

갑상선 기능이 상당히 항진돼 있는 상태에서 수술하거나 또는 방사성 요드요법을 받거나 해서 갑상선 중독증에 걸리면 환자는 높은 열을 내고 흥분상태나 혼수 등의 증상을 나타내거나 심한 설사, 복통, 황달 등의 소화기 이상 등 여러 가지 증상이 강하게 일어난다.

치료로는 첫째로 갑상선 기능 항진증상의 억제를 위해 교감신경의 β차단제(인데랄) 투여를 하고 동시에 대량의 항갑상선제로 갑상선 호르몬의 제조를 억제하고 다음에 무기요드제로 갑상선 호르몬의 분비를 저지하는 방법이 취해진다.

둘째로 위험한 합병·속발(續發) 증상을 제거하기 위한 방법이 취해지는데 이렇게 두 가지로 좁혀서 집중적으로 치료가 이루어진다.

2) 악성 안구 돌출증(惡性眼球突出症)

안구돌출이나 결막부종이 현저해져서 수면중에 완전히 눈을 감을 수 없기 때문에 각막 궤양이 되고 심할 때는 그 결과 반흔을 남기며 나아가 시력을 잃는 경우가 있다.

안구가 양쪽 모두 튀어나오는 경우도 있지만 한쪽만 나오는 경우도 있다. 여성보다 남성에게 많이 발생한다. 그 때문에 눈병이 아닐까 생각하고 안과에 가는 사람이 적지 않다. 안과 의사도 눈 후부의 종양이 아닐까 생각하고 오진으로 수술까지 함으로써 환자가 실명한 예도 있었다. 그러나 현재는 CT 촬영을 하여 검사하기 때문에 이런 오진은 피할 수 있게 되었다.

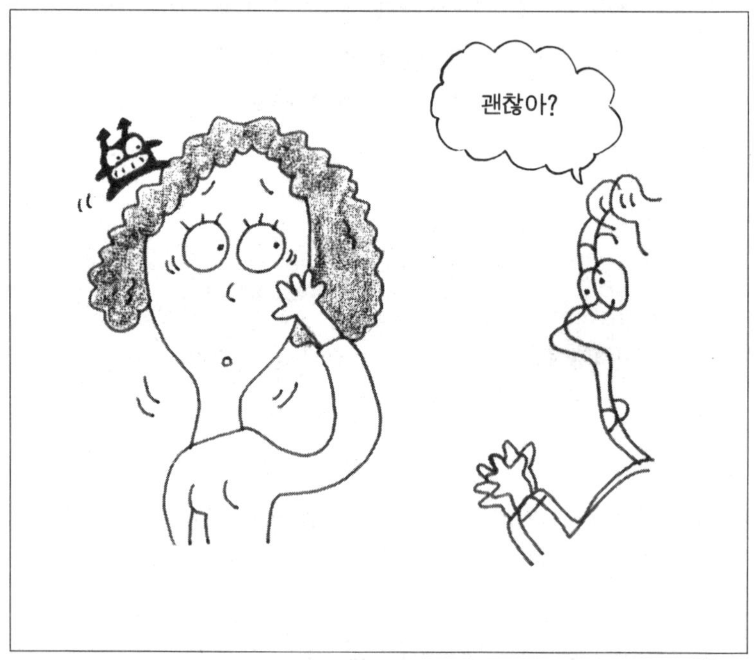

이 병은 안구돌출에 수반해서 눈꺼풀이 붓고 눈 뒤의 압력이 상승해서 결막 충혈이나 두통이 일어나는 등의 증상으로 나타난다. 치료로서는 부신피질 호르몬제의 복용이나 국소에 대한 주사가 이루어진다. 더욱 심해지면 눈 뒤의 시신경을 압박하고 그 때문에 시야의 중심부가 보이지 않게 되거나 실명되는 경우가 있다.

그때는 안구가 들어 있는 움푹한 부분의 뇌에 접한 부분이나 바깥쪽의 부분을 떼어 부은 조직의 압력을 위쪽으로 향하게 하는 수술을 하면 시신경의 압박이 제거되어 눈이 쑥 들어 가면서 다시 보이게 된다.

눈에 일어나는 증상의 다른 것으로써 눈 근육의 마비가 있다. 이것도 양쪽 눈인 경우도 있지만 한쪽 눈에만 일어나는 경우도 있다. 이것은 눈동자를 움직이는 근육이 바세도우씨병에 걸렸기 때문에 눈동자를 움직일 수 없게 되는 것이다. 또한 복시(複視)라고 해서 사물이 2중으로 보이는 경우가 있다.

이런 증상은 바세도우씨병이 치료로 좋아지고 있는데도 불구하고 일어나는 것으로 바세도우씨병이 완전히 좋아져도 치료되지 않고 또 안과 치료를 받아도 별로 좋아지지는 않는다. 다만 조기에 부신피질 호르몬제의 투약을 하면 유효한 경우가 있다.

3) 기타 합병증

그 외 바세도우씨병의 합병증으로 갑상선 중독성 전신마비, 갑상선 기능항진증에 따르는 중증 무력증, 당뇨병을 들 수 있지만 이것들은 그다지 흔하지 않은 증상들이다.

□ 갑상선 기능저하증

●치료법

이 병은 갑상선 호르몬제의 복용으로 증상이 사라진다.

적당량의 갑상선 호르몬제를 복용하면 1~2개월만에 증상은 완전히 사라져서 좋아지고 평상시처럼 건강하게 생활할 수 있다. 그러나 갑상선 호르몬제의 양이 적으면 갑상선 기능저하증의 증상이 남고 너무 많으면 갑상선 기능항진증과 같은 증상이 나타난다.

더구나 적당량이라는 것은 환자에 따라 가지 각색이므로 그 양은 치료를 담당하는 전문의에게 진찰, 처치받도록 한다.

이 병의 근본적 치료는 불가능하기 때문에 의사의 지도하에서 약은 평생 계속 복용해야 한다.

갑상선 호르몬제를 1일 1회 복용하면 건강한 사람과 같은 일상생활, 사회생활을 할 수 있지만 그 때문에 증상이 완전히 좋아지면 약의 복용을 그만 잊어 버린다든가 또는 약의 복용을 중지해도 곧 병의 증상이 나타나지 않기 때문에 증상이 좋아지면 약의 복용을 멋대로 그만둬 버리는 환자가 적지 않다. 갑상선 호르몬제는 작용의 속발(續發)시간이 길어 예를 들면 사이록신은 혈액속에서 반이 되는데 약 1주일 걸린다.

따라서 약의 복용을 깜박 잊어 버리면 다음날, 전날까지의 분량을 합해서 2일분 복용하면 된다. 가령 1주일분을 모아서 복용해도 심장이 나쁘지 않는 한 별다른 해가 없다.

따라서 단기간의 여행이나 출장 때에 갑상선 호르몬제를 갖고 가는 것을 잊어버려도 귀가 후 모두 합해서 복약하면 걱정할 필요 없다. 그러나 그런 건망증이 거듭되어서는 곤란하다.

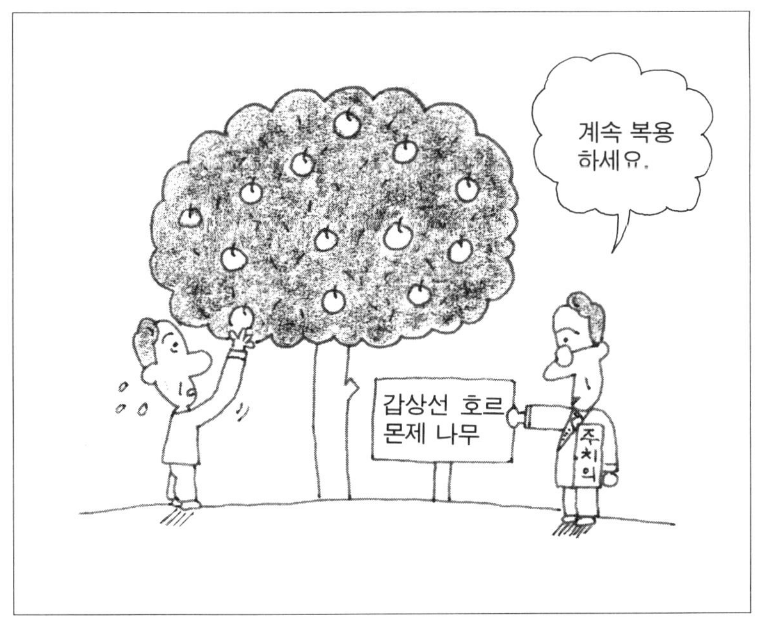

●치료중, 치료후의 생활법

갑상선 기능저하증에서는 바세도우씨병과 같이 특별히 주의를 필요로 하는 경우는 없다. 즉 오랫동안 방치되고 있었던 환자에게는 동맥경화나 심근장애, 빈혈 등이 심하게 진행돼 있는 경우가 적지 않다. 의사로부터의 주의는 반드시 엄수할 필요가 있다.

●의사의 정기 검진

이 병은 의사의 지도하에 평생 약을 계속해서 복용해야 하기 때문에 가능하면 1개월에 1번, 적어도 2개월에 1번은 내원해서 의사의 정기검진을 받을 필요가 있다.

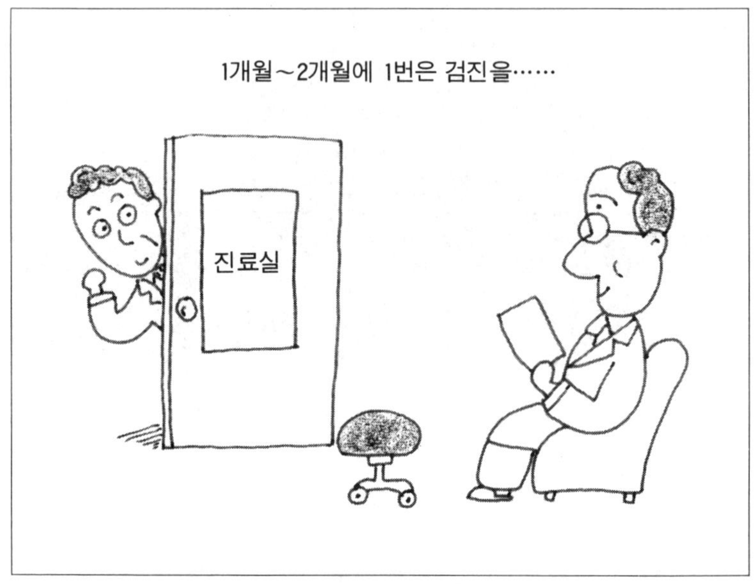

이 때 의사는 환자가 정확히 약을 먹고 있는지 어떤지를 확인하기 위해서 혈액중의 갑상선 자극호르몬(TSH)과 트리요드사이로닌이나 유리사이록신을 측정한다.

●합병되기 쉬운 병

갑상선 기능저하증은 전신의 각 장기에 변화가 일어나기 때문에 동맥경화, 협심증, 흉수(胸水)·복수(腹水) 때로는 장폐색, 담석, 야맹증, 빈혈, 부신기능부전, 점액수종성 혼수 등 많은 합병증이 일어난다.

그러나 이런 합병증의 발생에 대해서는 이 병의 경우 환자는 항상 의사의 관리 아래에 놓여 있기 때문에 그다지 걱정할 필요는 없다.

1개월 내지 2개월에 1번씩 하는 정기검진 때에 의사가 합병증 증상을 간과하지 않는 한은 병의 조기발견·조기치료는 가능하므로 안심할 수 있다.

□ 갑상선종

갑상선종에는 갑상선 전체가 거의 비슷하게 붓는 단순성 갑상선종과 갑상선에 혹(결절)이 생기는 결절성 갑상선종(선종, 선종양 갑상선종)이 있다.

또한 암도 갑상선에 혹이 생기는데 여기에서는 제외하고 그 외를 갑상선종으로 정리해서 설명하자.

● 단순성 갑상선종의 치료법

대부분의 경우 이 병은 갑상선 호르몬제를 복용하면 하수체로부터의 갑상선 자극 호르몬의 분비가 감소해서 갑상선이 작아진다.

● 선종(腺腫) 및 선종양(腺腫樣) 갑상선종의 치료법

이 2가지 병의 경우 1년간 정도 갑상선 호르몬제의 복용으로 갑상선의 혹이 작아지는 경우도 있다. 그러나 갑상선 호르몬제가 듣지 않는 경우가 더 많다.

따라서 방치하느냐 혹은 수술하느냐로 결정할 필요가 있다.

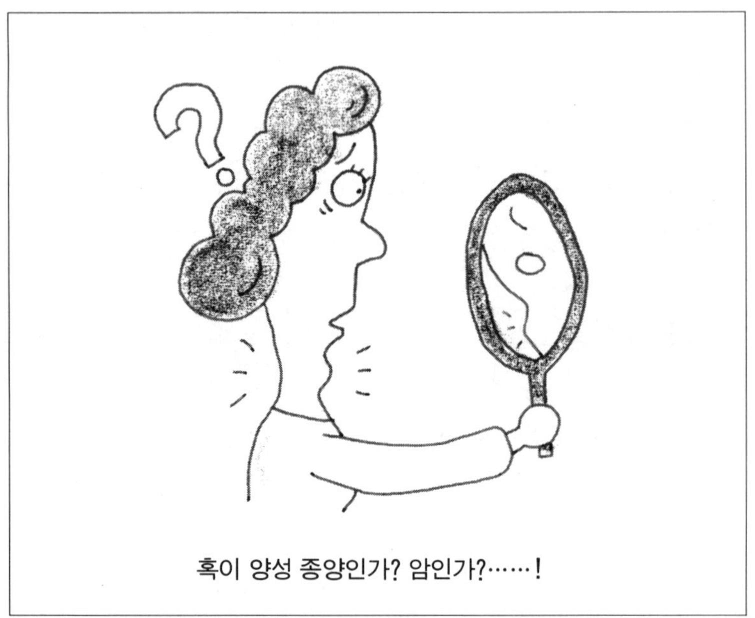

　단 증상의 부분에서도 얘기했지만 그 혹이 양성 종양인지 암인지는 외관상으로는 판단할 수 없으므로 전문의의 진찰을 받고 진단받아야 한다.

　그 진단으로 양성 종양이었을 경우는 종양이 직경 약 2cm 이하라면 수술해도 좋은데 어느 정도 상황을 지켜 보면서 생각해도 괜찮다.

　그러다가 종양이 점점 커질 경우에는 수술을 하는 편이 좋은 것으로 보고되어 있다.

　그것은 양성 종양이라도 커지면 주위의 조직을 압박하거나 외관상도 보기 나쁘기 때문이다. 또한 커지고 나서는 수술의 절개부분이 커져서 상처 자국도 커진다.

일반적으로는 다음과 같은 경우가 수술로 이어지는 경우로 생각된다.

〈수술이 이루어지는 경우〉

① 암과의 구분이 곤란할 때.

② 암과의 합병 의심이 있을 때.

③ 갑상선종이 커서 주위의 조직을 압박하고 있을 때.

④ 갑상선종이 종격(흉곽 중축에 있어 좌우의 폐에 끼어 있다)에까지 미쳐 압박증상이 있을 때.

⑤ 갑상선 기능항진의 증상이 있을 때.

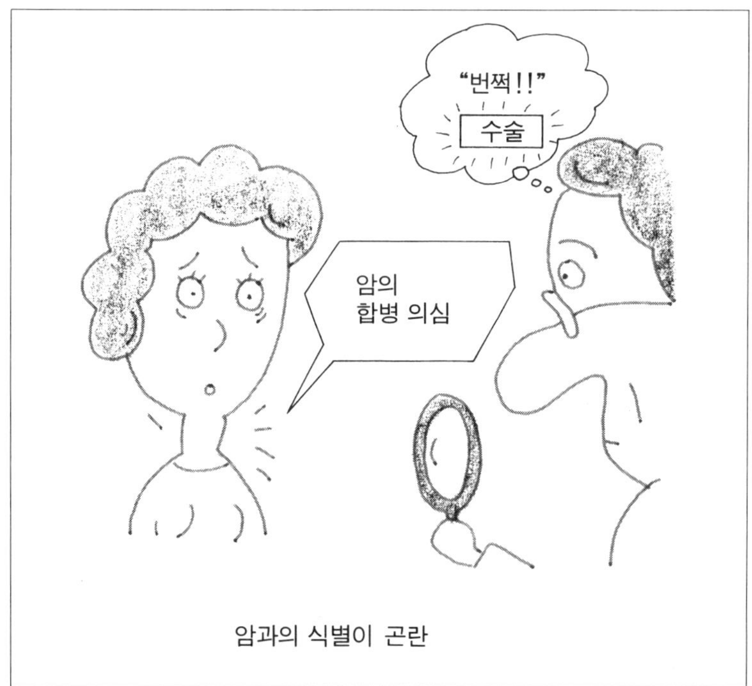

암과의 식별이 곤란

종양 수술에서는 비교적 혹이 작을 경우에는 국소마취로 그 혹(결절)만 떼어내는 수술이 이루어진다.

혹이 큰 경우는 전신마취로 결절을 포함해서 갑상선측엽을 절제하는 편이 확실히 절제할 수 있고 출혈도 적다.

더구나 이 수술에서는 겉으로 만져지는 결절만을 절제하는 것이 아니고 검사로 다른 데에도 결절이 생겨 있지 않은지 어떤지를 조사해서 결절이 있으면 모두 제거한다.

수술을 하는 경우에도 갑상선 기능저하증으로 혈청 갑상선 자극 호르몬의 수치가 높을 때에는 먼저 갑상선 호르몬제로 치료하고 나서 수술하는 것으로 생각되고 있다.

● 치료중, 치료후의 생활법

수술을 했을 때는 1주일 정도만에 보통의 일상생활로 돌아갈 수 있다. 또한 그 후 아무런 치료도 필요없고 생활상 특히 주의해야 할 필요도 없다.

● 치료후의 검진

선종양 갑상선종의 경우는 수술로 종양을 모두 제거해도 수년후에 재발하는 경우가 있으므로 적어도 1년에 1번은 전문의의 진찰을 받도록 한다.

□ 갑상선암

갑상선암은 암 중에서도 비교적 악성도가 낮은 분화암과 매우 악성도가 높은 미분화암으로 크게 나눌 수 있다.

치료법도 암의 종류, 다른 장기 등으로 옮겨 갔을 경우에 다르기 때문에 분화암, 분화암이 전이(轉移)했을 경우, 미분화암으로 나누어 설명하기로 한다.

●분화암(유두선암, 난포선암)의 치료법

갑상선암 전체의 약 95%를 차지하는 유두선암과 난포선암은 조기에 발견해서 외과수술하면 치료 가능하다. 이 두 가지 암에 관한 한 항암제나 방사선은 거의 효과가 없다.

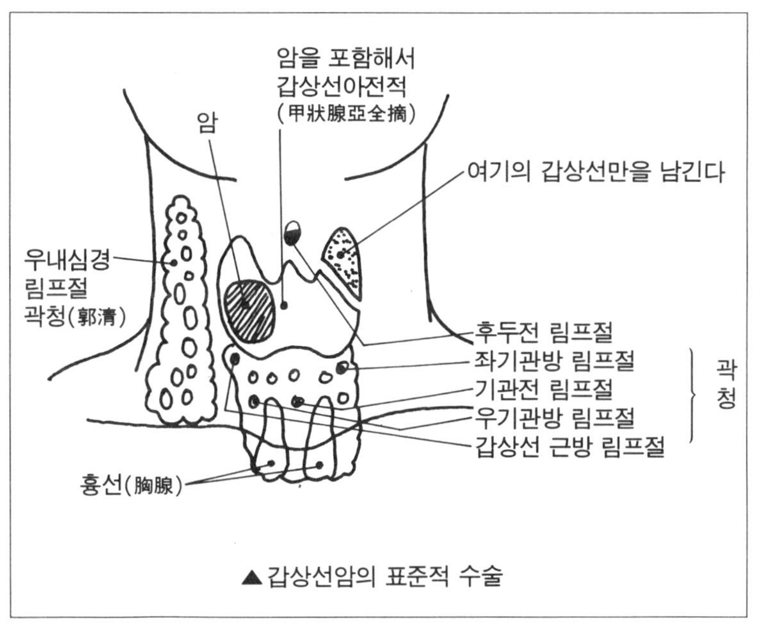

▲ 갑상선암의 표준적 수술

또한 부분적으로 기관이나 식도로 전이가 일어나고 있을 때에는 암에 침범당해 있는 부분과 그 주변을 절제한다.

유두선암과 난포선암에 대한 외과수술은 갑상선 전체에서 약 $\frac{1}{4}$을 남기고 나머지는 전부 절제하는 방법과 또 한 가지, 암의 전이가 일어나기 쉬운 범위의 림프절(節)을 전부 절제하는 방법이 이루어지고 있다.

일반적으로는 암에 걸려 있는 쪽의 갑상선 측엽과 협부, 반대쪽 측엽의 아래 $\frac{1}{3}$을 전체로써 일괄절제한다.

갑상선암은 갑상선 속에 있는 림프관을 통해서 퍼지는 성질이 있기 때문에 암이 있는 부분에서 상당히 떨어진 곳까지 크게 절제할 필요가 있다.

암이 있는 부분의 반대쪽 측엽을 $\frac{2}{3}$ 남기는 것은 첫째로 정상 갑상선 조직을 그 정도 남기면 수술후에 갑상선 기능이 거의 정상으로 유지되기 때문이다. 둘째로는 부갑상선(상피소체)을 최소한 1개 남기면서 수술후의 부갑상선 기능저하증이 나타나는 것을 막기 위해서이다.

● 분화암으로 전이되었을 경우의 치료법

〈기관벽 · 식도벽으로의 전이〉

기관벽이나 식도벽에 암 전이가 일어나고 있는 것에서는 기관이나 식도의 침윤부위를 깨끗하게 떼어내 버린다든가 때로는 기관이나 식도의 일부분을 절제해 버리거나 해서 암의 근본적 치료를 위한 절제 수술이 이루어진다.

갑상선 절제에서는 가능한 한 반회신경이나 부갑상선이 다치지 않도록 정성스런 수술이 이루어지는데 암이 이것들에도 전이된 경우에는 부득이하게 함께 절제하게 된다.

더구나 기관절제나 식도절제를 필요로 하는 예는 매우 적지만 갑상선의 분화암이 장기간 방치되고 있었던 경우나 처음의 수술 때에 불충분한 절제로 말미암아 재발한 것에는 기관이나 식도로의 갑상선암의 전이를 많이 볼 수 있다.

〈폐 · 뼈에 전이되고 있는 경우〉

방사성 요드요법이 이용되는데 그 이전의 처치로써 갑상선 절제 수술이 이루어진다.

이 처치는 정상 갑상선 조직을 남겨 두면 투여하는 방사성 요드의 대부분이 정상 갑상선에 흡수되어서 폐나 뼈 등의 종양 치료로 활용되지 못하기 때문에 실시된다.

● 미분화암의 치료법

미분화암은 진행이 급속도로 진행되기 때문에 근본 치료를 위한 수술을 할 수 없는 경우가 많아 일반적으로는 방사선 요법과 항암제로의 화학요법이 이루어지는데 이것에 의해서도 근치(根治)의 가능성은 적다.

따라서 종래 2년이상 생존했을 때에는 그 환자에 대한 치료 효과는 있다고 생각되어 왔다.

그런데 수술을 해서 근본 치료를 위한 절제는 불가능해도 우선 첫째로 외과수술로 암 부위를 제거한 후에 방사선 요법을

실시하는 편이 환자의 장기 생존에 도움이 된다는 것을 알게
되었다.

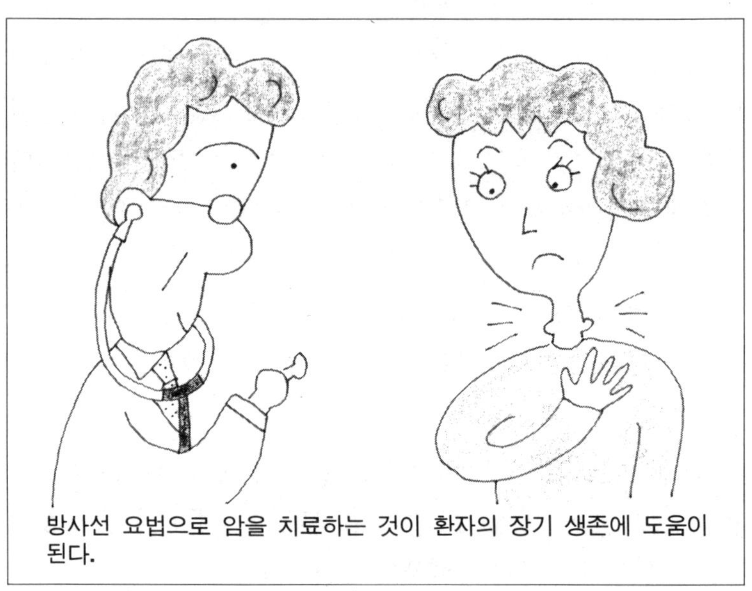

　　그러나 치료방침은 수술을 집도하는 의사의 생각에 따라 다
소 다르기 때문에 최종적으로는 의사의 결정에 맡기게 된다고
한다.

〈수술후의 처치〉

　　정상 갑상선 조직이 전체의 $\frac{1}{4}$ 남으면 갑상선의 기능이 정
상으로 유지된다. 그러나 그 이상 절제했을 때에는 갑상선의
기능을 정상으로 유지하기 위해서 갑상선 호르몬제의 복용이
평생 필요해진다.

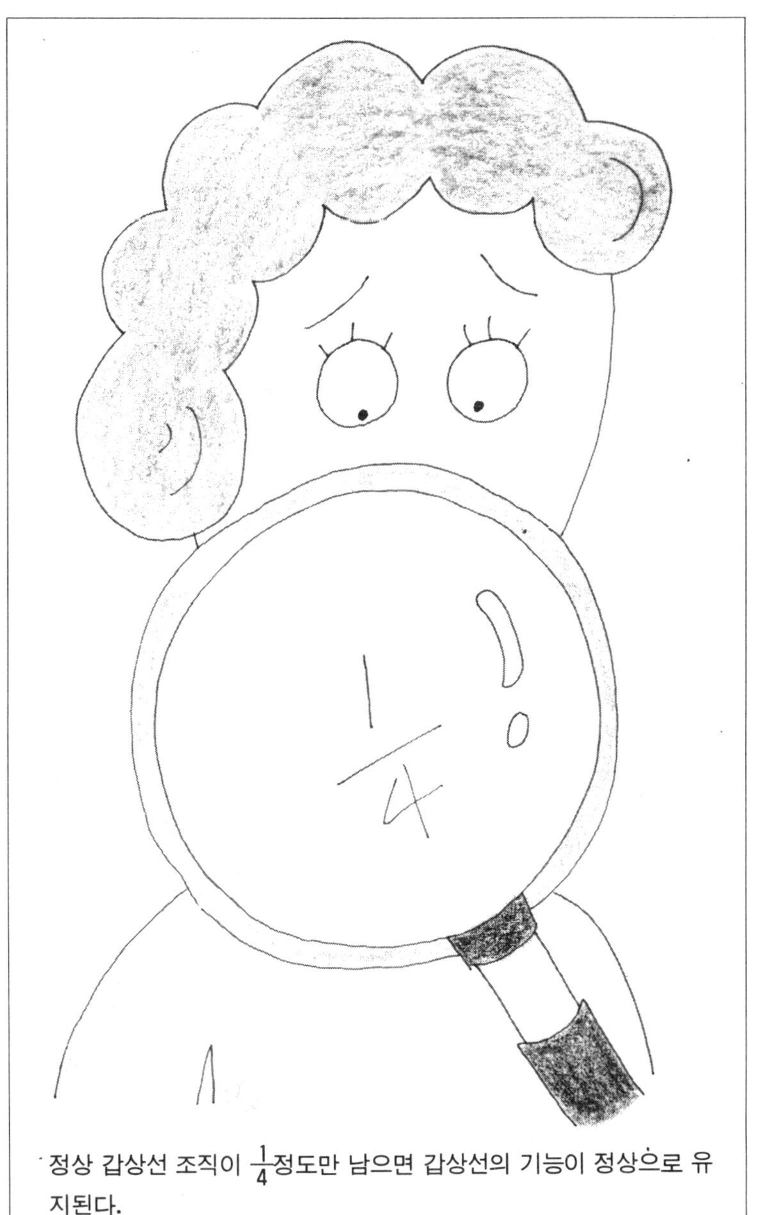

정상 갑상선 조직이 $\frac{1}{4}$정도만 남으면 갑상선의 기능이 정상으로 유지된다.

또한 이것과는 별도로 유두선암이나 난포선암의 경우에는 하수체에서의 갑상선자극 호르몬의 분비를 억제하면 치료효과가 올라간다는 의견이 있기 때문에 수술후 재발방지의 목적으로 갑상선 호르몬제의 투여가 이루어지는 경우가 있다.

그러나 현재는 수술후의 갑상선 자극 호르몬 측정으로 갑상선 자극 호르몬이 정상범위에 있으면 갑상선 호르몬제의 투여는 이루어지지 않는 게 일반적이라고 한다.

특히 30대까지의 젊은 환자의 경우는 원칙적으로 갑상선 호르몬제의 투여는 하지 않는다.

수술후 1주일만에 거의 보통의 일상생활을 할 수 있을 정도로 회복된다.

⟨수술후의 검진⟩

수술후의 3~5년간은 3개월 내지 6개월마다 의사에게 진찰을 받고 재발의 유무를 검사받을 필요가 있다.

림프절에 전이가 일어나면 재수술을 해야 하지만 수술후 3~5년 경과해서 재발이나 전이의 징후가 전혀 보이지 않을 때에는 그 후에 재발되는 경우는 비교적 적다.

단 재발, 전이가 전혀 없는 것은 아니기 때문에 3~5년 경과 후도 최저 1년에 1번 정도의 비율로 의사의 정기검진을 받을 필요가 있다.

⟨수술합병증⟩

암 수술에서는 수술 합병증이 아무래도 많아진다. 갑상선암

의 합병증으로서 가장 문제가 되는 것은 반회신경마비와 부갑
상선 기능저하증 2가지이다.

〈반회신경마비〉

반회신경(反回神經) 마비는 한쪽뿐일 때는 목쉰 소리와 오
음(誤飮)이 일어난다.

목쉰 소리는 10~12개월 후에 반대쪽 성대의 대상성(代償
性) 운동으로 회복되는 경우가 있다.

그러나 회복되지 않는 경우도 수술후 1년간은 경과를 보아
야 하며 그래서 자연회복의 전망이 없을 때에는 이비인후과에
서 성대고정술을 받으면 회복된다.

오음은 먹거나 마시거나 한 것이 잘못해서 기관으로 흘러들
어갔기 때문에 사레들리는 것을 말한다.

그러나 이것은 수술후 10일 정도 지나면 익숙해져서 오음이
일어나지 않게 되므로 걱정하지 않아도 된다.

양쪽의 반회신경이 다쳐서 마비되었을 때에는 성문이 거의
닫히게 되므로 기관절개 수술이 필요하다.

〈부갑상선 기능저하증〉

부갑상선 기능저하증이 일어났을 때에는 칼슘제나 비타민제
를 복용하면 좋아진다.

□ 만성 갑상선염

● 치료법

이 병은 자기면역의 이상이 주된 원인으로 작용해서 일어난다. 그러나 현재로서는 그 자기면역 이상을 치료하는 방법은 없다.

따라서 2차적으로 일어나는 갑상선 기능이상 즉 갑상선 기능저하증의 치료가 중심이 된다.

갑상선의 부기는 갑상선 호르몬제를 복용하면 대부분의 경우 작아지고 또 부드러워진다.

그러나 복용을 중지하면 다시 갑상선이 커지기 때문에 갑상선 호르몬제는 전문의의 지도하에서 장기간 계속 복용해야 한다.

이 병에서 혈액중의 갑상선 호르몬은 정상이지만 갑상선종이 현저하게 큰 경우는 미용상 갑상선종을 작게 하기 위해 사이록신 등의 갑상선 호르몬제를 이용하는 경우가 있다.

또한 만성 갑상선염이라도 아급성 갑상선염 모양의 염증 증상이 강하게 나타나서 그 때문에 발생하는 갑상선 중독증의 증상이 강한 경우는 인데랄 등의 β차단제에 의한 치료가 필요해진다.

더구나 나이가 젊은 사람에게 일어나는 만성 갑상선염의 갑상선 기능저하증은 일시적인 경우도 많기 때문에 평생 치료를 필요로 하는지 어떤지는 의사가 주의해야 하는 점이라고 한다.

● 합병되기 쉬운 병

이 병에는 한 가지 혹은 그 이상의 자기면역질환이 합병되는 경우를 가끔 볼 수 있다고 한다.

예를 들어 악성빈혈이나 에디슨병, 당뇨병, 그 외 염색체 이상에 의한 병도 합병된다.

□ 아급성 갑상선염

• 치료법

아급성(亞急性) 갑상선염은 방치해도 1~2개월 사이에 자연히 치료되는 경우가 있다. 또한 재발은 드문 편이다.

경증의 경우에는 아스피린이나 아미노피린을 복용해서 통증을 가라앉히거나 열을 내린다.

중증의 환자에게는 부신피질 호르몬제를 복용시키면 매우 효과가 있어 1~2일 사이에 열은 내리고 통증도 사라진다.

그러나 복약을 곧 그만두면 다시 재발하기 때문에 의사의 지시가 있을 때까지는 계속 복용해야 한다.

단, 부신피질 호르몬제는 오래 계속 복용하면 당뇨병을 유발하거나 복용을 중지한 후 부신부전(副腎不全)으로 생긴 결핵병소(結核病巢)의 재연 등을 가져 올 수 있어서 주의가 필요하다고 한다.

□ 무통성 갑상선염

● 치료법

무통성(無痛性) 갑상선염은 갑상선이 붓지만 스스로 느끼게
되는 통증이나 열도 없을 뿐만 아니라 일시적으로 바세도우씨
병과 같은 갑상선 기능 항진증의 증상을 보이기 때문에 비교적
안정을 취해야 하며 증상이 심할 때에는 교감신경의 β차단제
(인데랄 등)를 이용한다. 1~2개월에 자연히 치료된다.

앞에서도 설명했지만 이렇게 무통성 갑상선염이 일어나는
것은 갑상선 염증으로 호르몬이 일시적으로 혈액중에 다량 방
출되기 때문인 것으로 알려졌다.

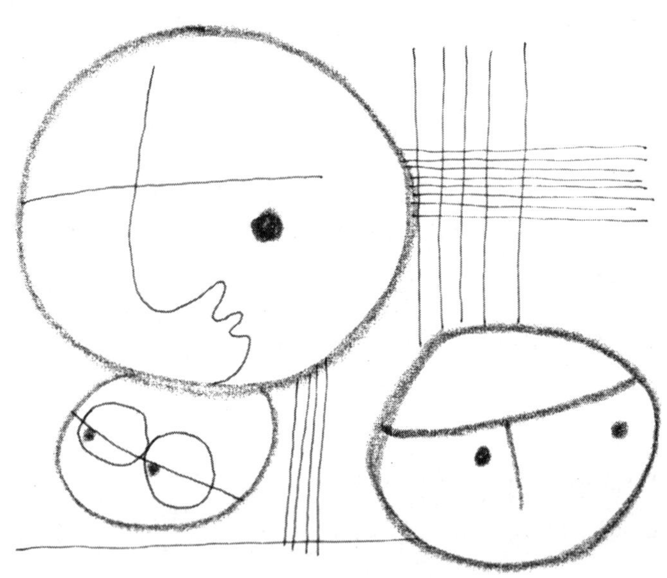

제 6 장

노년과 갑상선병 치료 생활법

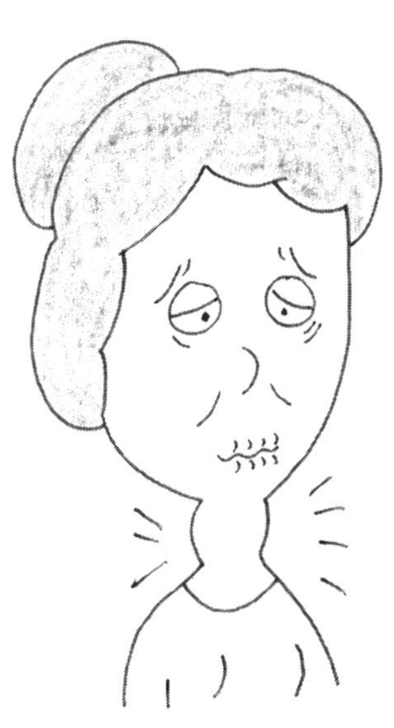

노년과 갑상선 ①

노년(老年)에 많은 갑상선병

일반적으로 60세 이상의 사람들을 노년이라고 부르는데 그 나이의 갑상선병 또한 절대 적지 않다. 이것은 앞에서 설명한 얘기이지만 여기에서는 '고령자에게 많은 갑상선병'이란 무엇인지, 또 어느 정도의 빈도로 발생하는지, 더욱이 어떤 증상을 보이며 일어나는 경우가 많은지에 관하여 알아 보기로 한다.

□ 바세도우씨병

바세도우씨병은 일반적으로 가장 많은 갑상선 기능항진증의 하나로 남녀 모두 60세 이전에 많이 발병된다. 그러나 60세 이상의 바세도우씨병 환자가 전체의 4.5%를 차지하고 있어 최근에는 증가하는 경향에 있다.

□ 갑상선 기능 저하증

다음에 갑상선 기능저하증은 30~60대에 많지만 나이를 먹으면 일반적으로 갑상선 기능이 저하하기 쉬우므로 60세 이상의 환자가 늘어나는 경향을 보이고 있다.

갑상선 기능저하증의 주요 원인이 자기 면역질환의 만성 갑상선염에 있음은 이미 얘기했다. 이 병은 남녀 모두 40대를 피크로 일어나며 여성에게 압도적으로 많은 병이다. 그런데 노년의 경우는 여성보다도 남성 환자가 많다고 한다.

□ 만성 갑상선염

만성 갑상선염은 오랜 병의 경과 중 천천히 진행되지만 그 경과중에 파괴성(갑상선 조직이 파괴하는 것) 갑상선염과 비슷한 증상을 보이거나 경과를 거쳐 일시적으로 갑상선 기능항진증의 증상을 보이는 경우가 있다고 한다.

□ 갑상선 종양

갑상선의 혹(종양)에는 양성 선종(腺腫)과 선종양 갑상선종 그리고 암이 있다.

이들 혹은 사춘기에 일시적으로 비대한 갑상선종이 점점 커지고 또 딱딱하게 변하면서 혹 모양으로 된 것이 많다.

갑상선 종양은 65세 이상에서는 악성 종양(암)이 차지하는 비율이 높아지고 있다.

또한 암 중에서도 노년의 경우 분화암(유두선암 · 난포선암)

과 미분화암의 비율을 보면 악성도가 높은 미분화암이 비교적 많이 나타난다고 한다.

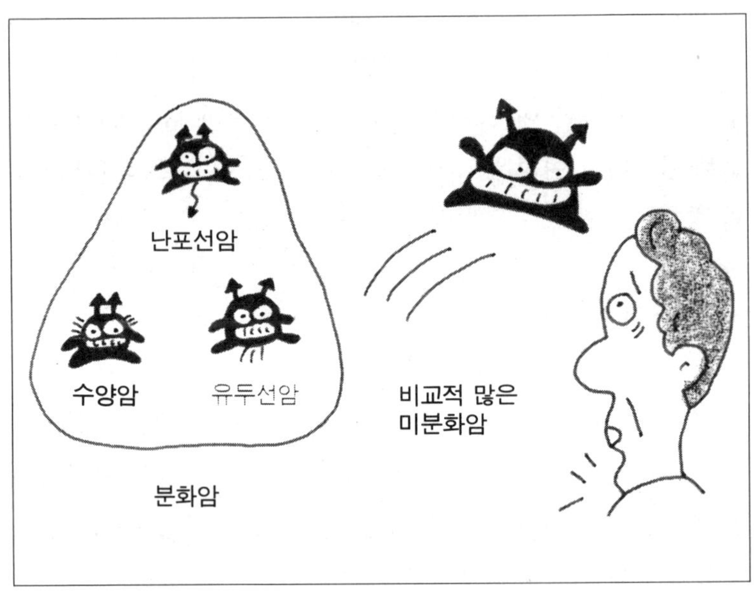

일반적으로는 노년의 갑상선 종양의 경우라도 갑상선종이 서서히 나타나는 것은 양성이고 또한 갑상선종의 발육이 빠르고 경과가 짧은 것은 악성암(惡性癌)이 대부분이라고 한다.

□ 노년에 볼 수 있는 특징적인 증상

노년의 갑상선병에서는 증상이 가벼운 경우가 많은데다가 얼마간의 합병증을 가진 것이 적지 않다. 더욱이 심신에 노인성 변화가 나타나는 예도 가끔 볼 수 있기 때문에 병의 진단이 어려운 경우가 많다. 그 때문에 잘못 진단되어 오랜 기간 다른 병 치료를 받고 있었던 예를 가끔 볼 수 있다.

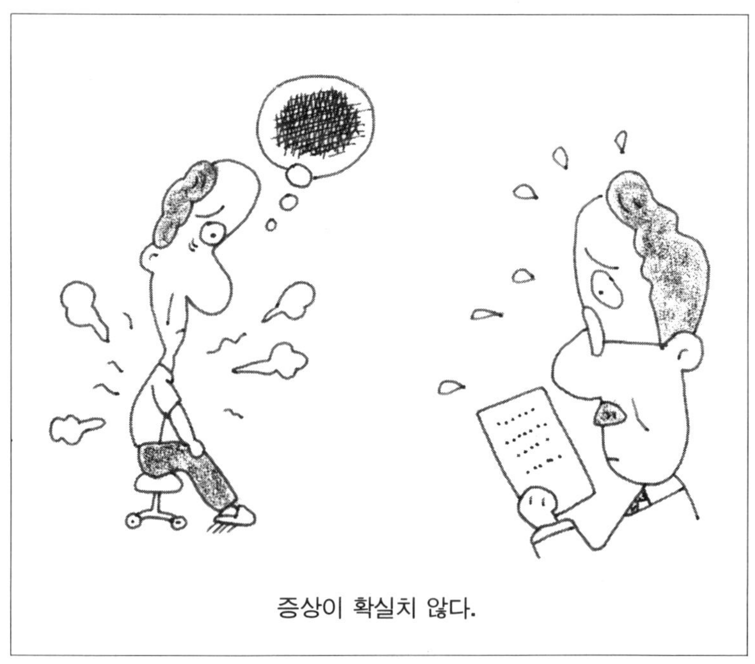

이것은 진료하는 쪽의 문제이지만 오진되는 것이 고령자, 특히 60세 이상의 사람에게 많다는 사실은 앞으로 큰 문제가 된다. 우선은 노령화 사회에서 노인이 늘어나기 때문이고 또 하나는 고령자의 경우는 젊은 사람과 같이 확실한 증상이 나타나지 않기 때문에 고령자의 오진률이 점점 더 높아지기 때문이다.

따라서 의사는 나이가 든 환자를 보는 경우 처음부터 많은 병을 의심해 보지 않으면 올바른 진단을 할 수 없다. 그러기 위해서는 의사에게는 풍부하고 폭넓은 분야에 걸친 의학지식과 경험이 필요해진다.

그러나 환자측에서도 만일 그러한 증상이 느껴지면 의사의 진단을 받을 때에 '나는 아무래도 갑상선이 부어 있는 것 같은데 바세도우씨병이 아닐까 생각합니다' 등으로 의사의 주의를 환기시키는 얘기를 하면 좋을 것이다.

의사가 깨닫지 못할 때에는 환자쪽에서 의사에게 질문해 보는 것도 하나의 방법이다.

그 때 그런 얘기를 하면 '환자 주제에 건방지다'고 의사가 생각하는 게 아닐까 하면서 걱정하는 사람도 있다. 물론 아직도 그런 권위적인 의사도 있지만 현대는 점점 의사의 사고방식도 변해서 환자의 질문에 의해 기분을 상하는 의사는 거의 없다고 한다.

환자는 의사에게 있어서 사실은 손님이다. 손님이라고 해도 백화점 등에 물건을 사러 오는 손님과는 다르다. 말하자면 의사는 변호사와 같은 입장에 있는 것이며 의사에게 찾아 오는 환자는 몸에 대한, 병에 대한 상담을 하러 찾아 오는 것이다.

전에는 환자는 페이션트(참는 사람)였지만 현대는 클라이언트(의뢰인)라는 것이 의료관계자에게 있어서의 인식으로써 정착되고 있다.

'환자는 몸이 아프기 때문에 의사에게 오는 것이므로 그 고통을 제거하기 위해서는 어떻게 하면 좋은지 환자의 상담에 응해 주어야 한다'고 생각하는 것이 의료계의 기본 사고방식이 되어야 할 것이다.

앞으로는 점점 숫자적으로 의사가 많아질 것이므로 환자의 상담에 부모 입장이 되어 응해 줄 뿐만 아니라 의학에 관한 풍부한 전문적 지식과 기술로써 문제(병 진단 혹은 치료)를 해결해 주는 의사가 아니면 환자는 찾지 않게 될 것이다.

□ 노년의 바세도우씨병 증상

노년의 바세도우씨병은 젊은 사람들에게 나타나는 현저한 갑상선 기능항진증의 증상은 볼 수 없다.

노년의 환자는 심장의 이상 흥분이 일어나서 그 때문에 맥이 빨라질 때 동계를 느낀다. 그러나 병이 오래 간과되거나 심장이 나빠져 있거나 할 경우에는 심부전을 합병해서 호흡곤란이나 부증을 일으킨다.

또한 손가락의 떨림, 신경과민, 주로 수족이나 어깨에 일어나는 근력 저하 등의 증상이 자각증상으로 나타난다.

특히 많이 나타나는 증상이 체중 감소이다. 65세 이상으로 바세도우씨병에 걸린 대부분의 사람에게 체중 감소를 볼 수 있다.

그 외 쉽게 지친다거나 숨이 차다거나 땀이 많이 나는 증상도 비교적 많이 볼 수 있다.

노년에는 나이가 젊은 환자에게 일어나는 식욕항진은 거의 볼 수 없는 대신 변비, 복통, 메스꺼움, 구토 증의 증상이 가끔 있다.

어느 전문의의 임상보고에 따르면 노년의 바세도우씨병 환

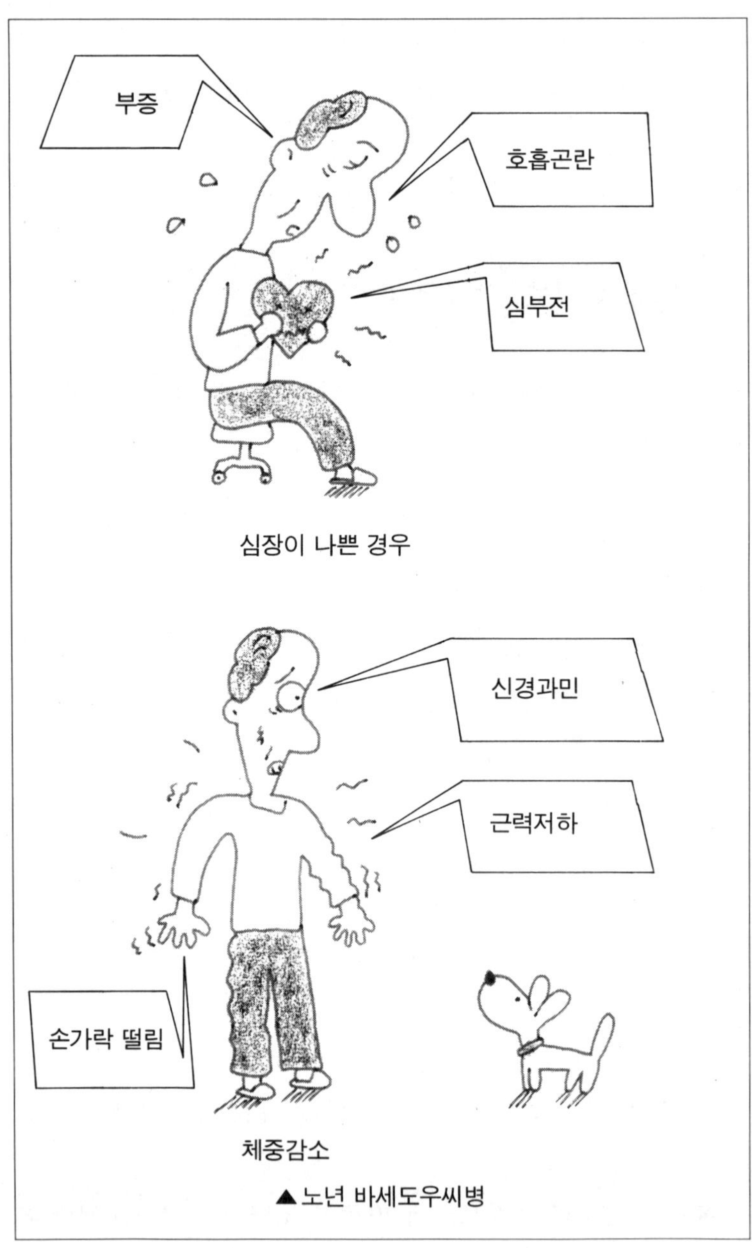

▲ 노년 바세도우씨병

자에게는 심부전 증상이 67%, 심방세동 39%, 협심증 20%, 급성폐부종이 8% 나타났다고 한다.

그 때문에 이런 증상의 배후에 있는 바세도우씨병이 간과되어 버리면 치료의 주체가 심장병이 되어 바세도우씨병의 증상은 더욱 악화하게 된다.

더구나 노년에서는 갑상선의 부기는 작은 경우가 많기 때문에 환자는 거의 자각하지 못하고 있다.

□ 노년의 갑상선 기능 저하증 증상

나이가 들어서 갑상선 기능 저하증에 걸리는 경우 증상이 가벼우면 치매 노인과 혼동되고 있는 경우가 많다.

통계상의 정확한 숫자는 아니지만 임상상 현재 치매 노인이라고 생각되고 있는 사람들 중에는 배후에 있는 갑상선 기능저하증이 간과되고 있는 환자가 있어 그런 사람은 갑상선 기능저하증의 치료를 받으면 좋아질 가능성이 매우 크다고 보고되고 있다.

노년에 많은 증상으로서는 빈혈, 얼굴의 부종을 들 수 있다.

그 외 쉽게 지치게 됨, 수족이나 어깨에 일어나는 근력의 저하, 수족 등의 피부 건조, 가려움증, 머리카락 등의 탈모, 변비, 건망증, 불면, 기억력·주의력의 저하, 우울증상, 목소리 쉼, 추위를 타는 증상 등이 나타난다.

특히 갑상선의 기능저하가 진행되면 가끔 자기 자신이 증상을 자각할 수 없게 되어 스스로 치료를 받으려고 하지 않기 때

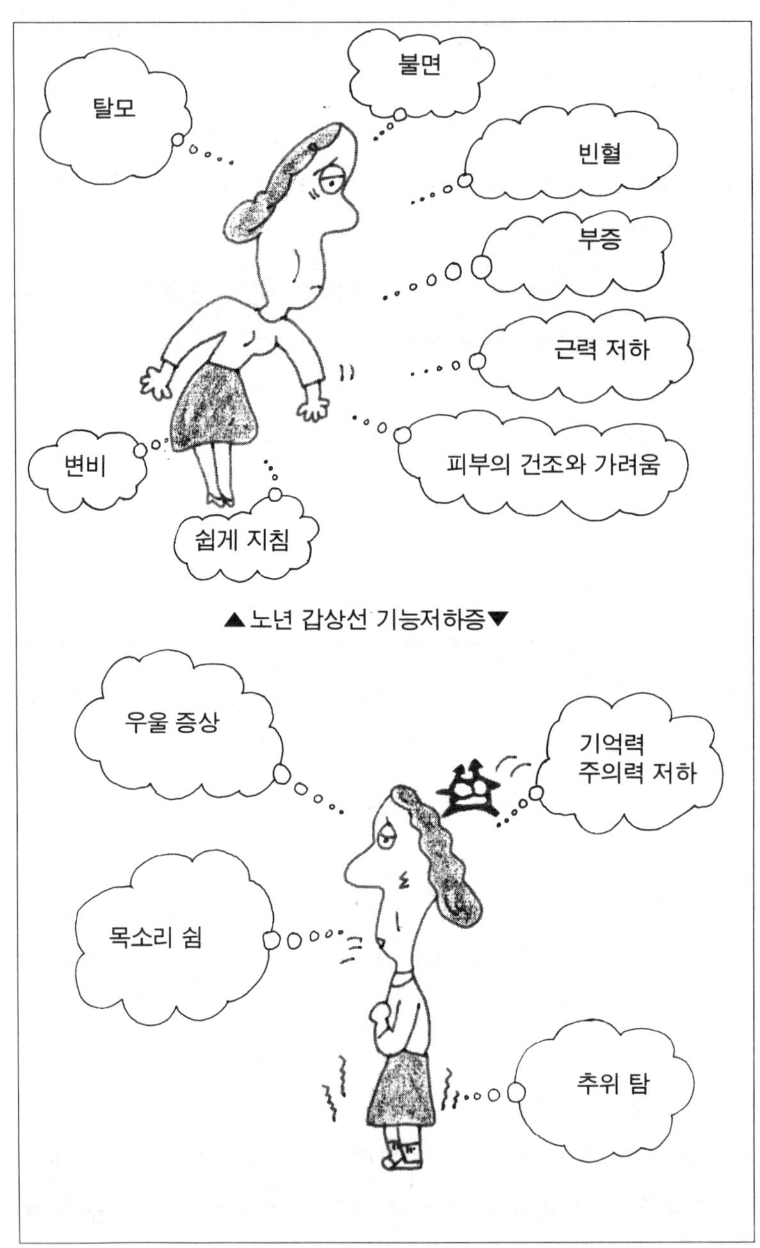

▲ 노년 갑상선 기능저하증▼

문에 점점 더 치매 노인으로 오진되는 경우가 많아진다. 그러나 치매 노인 특유의 배회증상은 볼 수 없고, 자기 인식을 할 수 없는 것도 아니다.

그리고 이런 중증 환자의 반 수 이상이 호흡곤란을 일으킨다고 한다.

또한 난청이나 일어설 때의 현기증, 이명(耳鳴)의 증상도 볼 수 있다고 한다.

이런 노년의 특징적인 증상은 모두 서서히 일어나는 것이기 때문에 간과되기 쉽다.

이런 증상들 외에 갑상선 기능항진증의 경우 정도는 아니지만 식욕부진으로 인한 체중 감소를 약 10%의 환자에게 볼 수 있다.

이 병은 노년의 경우 갑상선의 부기를 자각하고 의사의 진찰을 받으러 오는 환자가 많은데 특히 만성 갑상선염이 치료되지 않은 환자의 80%가 갑상선의 부기를 자각하고 있다. 노년의 갑상선 부기는 표면이 매끄럽지 않고 손으로 만지면 딱딱한 것이 특징적이다.

□ 노년에 많은 갑상선암

갑상선암의 증상은 노인이라고 해서 젊은이와 다른 증상이 나타나는 것은 아니다.

그러나 노년의 갑상선암에서 문제가 되는 것은 중년 이상의 고령자에게 악성도가 높은 미분화암 환자가 증가하는 경향에 있다는 점이다.

남녀 노소를 포함하여 갑상선암은 비교적 악성도가 낮은 유두선암과 난포선암이 약 95%이고 미분화암은 2.5% 정도이다. 그러나 나이가 들어서 걸리는 유두선암·난포선암은 약 72%, 미분화암은 약 17.5%로 발병의 비율이 높아지는 것을 알 수 있다.

특히 노년층의 악성암은 비교적 젊을 때에 걸린 유두선암 등의 분화암이 50대가 되어 진행되거나 전이를 일으키거나 혹은 미분화암으로 변화하는 사례가 근래에 많아졌다고 한다.

따라서 비교적 악성도가 낮은 암으로써 젊었을 때에 치료했다고 하더라도 그 후의 경과를 장기간에 걸쳐서 전문의에게 관리받을 필요가 있다. 1년에 1번은 반드시 검사를 받아야 한다.

그러나 분화암이 진행되거나 전이되거나 해도 뇌(腦)로 전이되지만 않는다면 치료는 가능하다. 또한 치료를 계속함으로써 그 후도 건강한 사람과 거의 같은 정도로 일상 생활을 보낼 수 있으므로 조금도 걱정할 필요 없다.

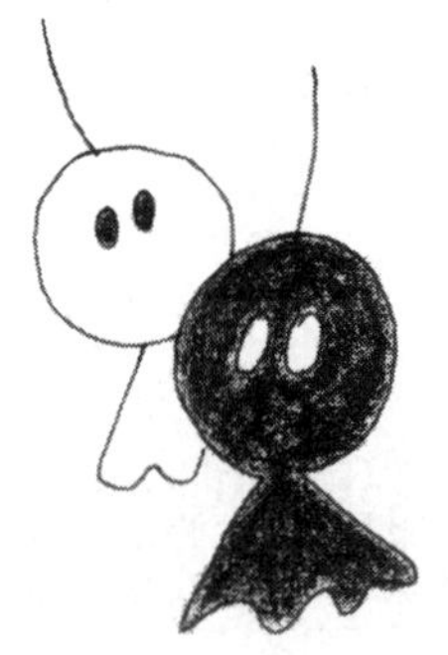

노년과 갑상선 ②

노년(老年)의 갑상선병 치료법

□ 발병(發病)후 가능한 한 빨리 진단과 치료를

이것은 노년뿐만은 아니지만 대부분의 갑상선병은 곧 죽음으로 이어지는 것은 아니다. 그러나 조기에 발견해서 조기에 치료를 시작하는 것이 바람직하다.

암의 경우는 물론이지만 갑상선 기능 항진증이나 갑상선 기능 저하증이라도 가능한 한 빨리 진단하는 것이 필요하며 늦어도 발병 후 반년 이내에 진찰을 받고 치료를 시작하는 것이 중요하다.

갑상선병 환자 중에서 몇년간이나 당뇨병 치료를 하였는데 조금도 좋아지지 않아 모 대학 병원에 가서 진찰받은 결과 '이것은 당뇨병이 아니다. 바세도우씨병이다'라는 검사 결과가 나서 나중에야 갑상선 치료를 시작했다는 환자가 상당수 있다. 또한 심장이 나쁘다고 해서 심장 질환 치료를 받고 있던 중 다른 곳에서 바세도우씨병이라는 진찰을 받고서야 뒤늦게 치료

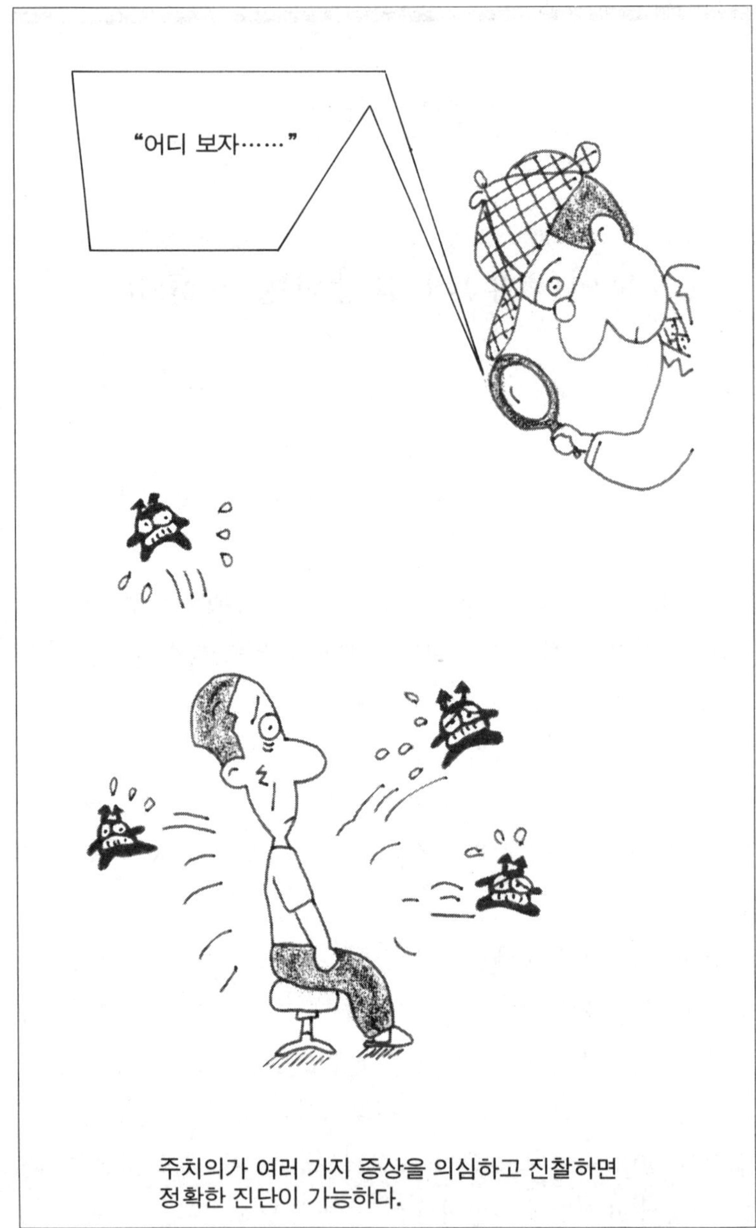

주치의가 여러 가지 증상을 의심하고 진찰하면
정확한 진단이 가능하다.

를 시작했다는 사람들을 보면 처음 진찰한 의사의 오진이 얼마나 큰 영향을 미치는지 알 수 있는 것이다.

이렇기 때문에 환자의 대부분은 각각의 병 전문의에게 진찰·치료받기를 원하고 있다.

일반적으로 노년의 신난은 어렵지만 전분의가 아니더라도 진료를 하는 의사가 여러 가지 병을 의심하고 환자를 진찰하면 정확한 진단을 할 수 있다.

특히 갑상선병은 진찰을 위한 검사법이 발달했기 때문에 갑상선병을 의심하고 혈액중의 갑상선 호르몬의 측정검사를 하면 거의 정확한 진단을 내릴 수 있다고 한다. 또한 환자의 갑상선을 만져 봄으로써 정확한 진찰을 했다는 사례가 많다고 한다.

□ 치매 노인이 갑상선 호르몬제로 치료

노년의 가벼운 갑상선 기능 저하증은 그 대부분이 노인의 치매 증상으로 진단되어 정신신경과 치료를 받고 있는 환자가 상당히 많다고 생각된다.

그 경우에는 환자는 노화현상이 원인으로 치매가 아니기 때문에 치료 효과는 나타나지 않고 조금도 좋아지지 않는다. 더구나 장기간 방치되어 중증이 되어 있으면 치매라고 생각되는 증상도 진행된다.

의사는 60세 이상의 치매증상 환자에 대해서는 일단 갑상선 기능 저하증의 의심을 갖고 환자의 혈액중의 갑상선 자극 호르몬 및 유리 사이록신의 측정 검사를 해서 그 결과 갑상선 기능의 저하를 볼 수 있으면 갑상선 호르몬제(사이록신이 유효)를 1~2알 복용시키면서 상황을 보면 되는 것이다.

검사는 유리 사이록신의 측정만으로도 진단이 가능하다.

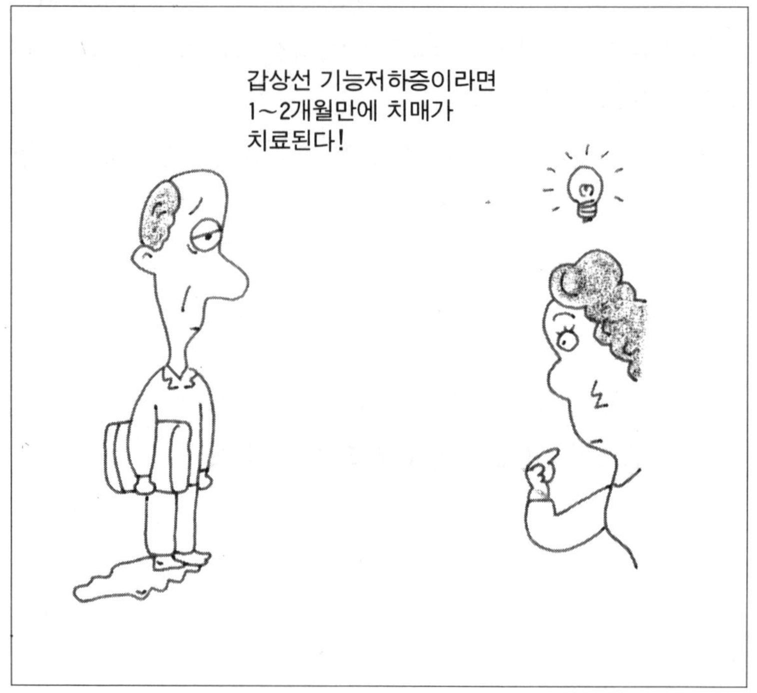

의사가 갑상선 기능 저하증을 의심해서 정확한 진단이 나올 경우에는 갑상선 호르몬제의 복용으로 치매 증상은 1~3개월만에 완전히 사라지고 원래의 건강한 상태로 돌아갈 수 있다.

따라서 치매 노인을 치료하고 있는 의사는 물론이지만 가정에 치매 노인을 모시고 있는 사람들은 갑상선 기능 저하증이 아닐까 일단 의심하고 의사에게 검사받는 것도 한 방법일 것이다. 그리고 갑상선의 기능이 저하돼 있는 사실을 알면 앞의 설명과 같은 약을 복용하면 호전되므로 의사에게 진찰받도록 한다.

단, 노년으로 갑상선 호르몬제를 복용할 경우에는 심장이 약해지는 등의 중요한 증상을 수반하는 경우가 적지 않기 때문에 반드시 의사의 지도하에 복용량을 지시 받아야 한다.

노년의 경우는 처음부터 다량의 갑상선 호르몬제를 복용하면 협심증 발작을 일으킬 우려가 있으므로 초기에는 1알부터 시작하고 환자의 상태를 보면서 조금씩 양을 늘리는 것이 일반적인 치료법이라고 한다.

이 병은 의사의 지도하에서 평생 약을 계속 복용해야 하지만 그 외에는 보통의 건강한 사람과 같은 생활을 할 수 있다. 또한 특별하게 생활상 주의해야 할 사항도 없다.

□ 노년의 바세도우씨병은 약물치료와 방사성 요드 요법이 중심

노년의 바세도우씨병은 항갑상선제에 의한 약물요법 및 방사성 요드요법(아이소토프 요법)이 선택되는 경우가 많다.

약물요법은 적어도 반년, 경우에 따라서는 수년이상 계속해야 하지만 통원할 수 없는 경우 이외에는 입원할 필요가 없다. 아이소토프요법은 입원해서 하는 경우와 외래로 하는 경우가 있다.

일반적으로 바세도우씨병의 외과수술은 50대 정도까지는 이루어지지만 그 이상의 나이가 든 환자에게는 하지 않는 것으로 되어 있다. 그것은 노년에는 심장이 나빠져 있는 환자가 많고 그로인해 협심증이나 심근경색, 울혈심부전 등의 합병증을 일으키기 쉽기 때문이다.

□ 분화암(分化癌)은 수술요법으로

노인이면서 갑상선 종양일 때는 80대의 환자라도, 달리 특별한 병이 없을 때에는 수술을 할 수 있다. 양성 종양이라도 악성의 의심이 있을 때나 또는 상당히 크고 딱딱하게 부어 있는 혹 등에는 수술을 한다.

또한 노년의 갑상선암의 경우 악성도가 낮은 유두선암이나 난포선암은 외과 수술로 치료하면 치료한 후 10년 정도 살 수 있었다는 환자가 90% 이상 되므로 외과수술에 의한 치료 효과는 매우 양호하다고 한다.

단, 악성도가 높은 미분화암은 나이가 젊은 사람들에 비해 노년층에 많아 방사성 외부 조사(照射) 요법과 항암제에 의한 치료가 이루어지지만 유감스럽게 근본적 치료는 거의 불가능하다고 한다.

제 7 장

신생아와 아이들의 갑상선병

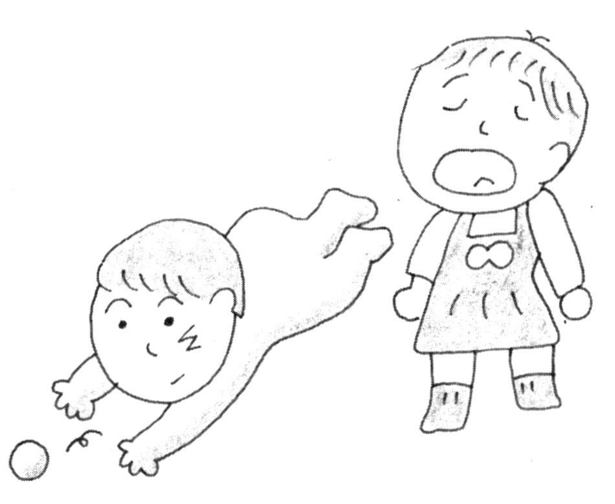

어린이 갑상선 ①

신생아와 아이들에게 발병하는 갑상선병

□ 신생아와 아이들의 갑상선병

갑상선병은 어른뿐 아니라 신생아나 아이에게도 일어나기 쉬운 병이다.

그러나 갑상선병은 급성이나 악성도가 높은 미분화암을 제외하고 병이 나타나는 방법이나 진행이 급격하지 않고 또한 조기에 정확한 진단이 나서 치료가 이루어지면 거의가 생명에 위험이 없는 것뿐이므로 아이가 갑상선병이라도 부모들이 불안하게 생각하거나 당황할 필요는 없다.

소아과에서 발견되는 갑상선병은 갑상선 기능저하증, 사춘기 갑상선종(단순성 갑상선종), 바세도우씨병 3가지이다.

더 첨가하면 비교적 양성의 갑상선암의 일종인 유두선암이 있다.

이 중 신생아의 크레틴증은 다음에 얘기하듯이 생후, 조기에 진단해서 치료를 시작하지 않으면 평생 중증의 정신지체

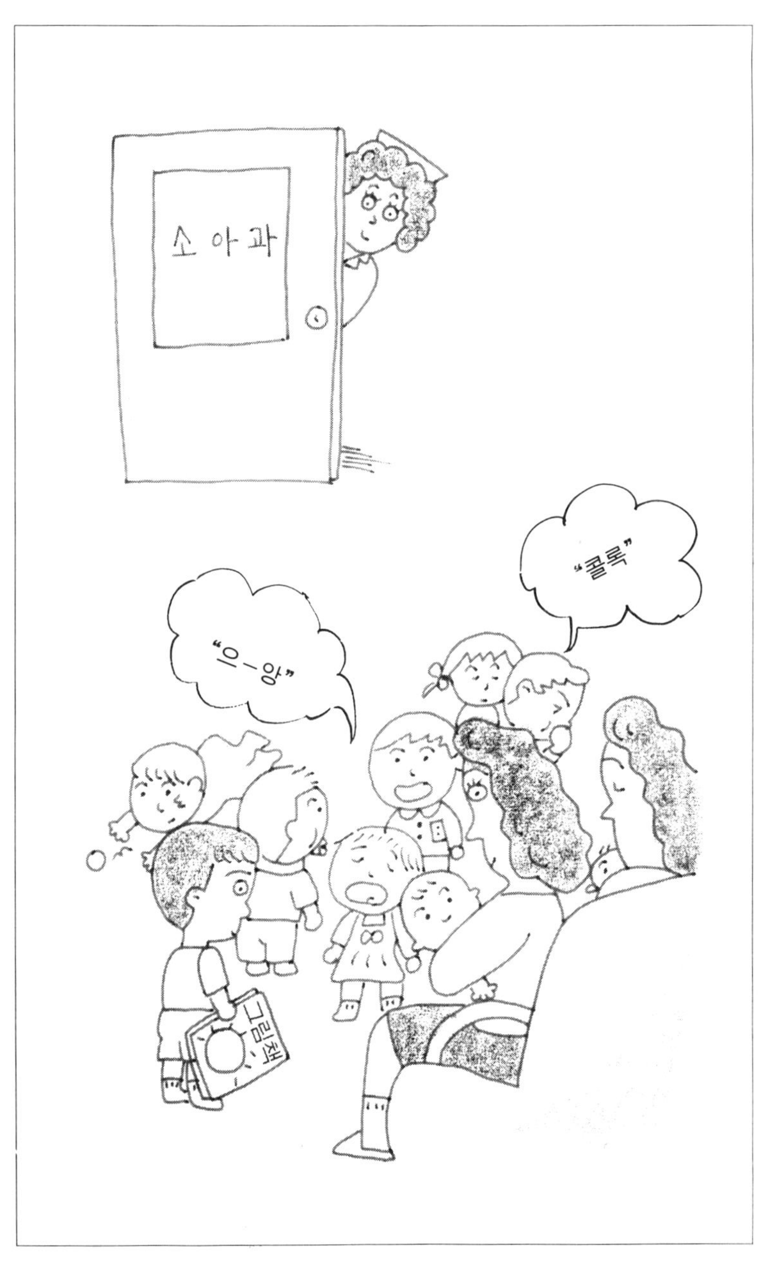

소 아 과
"으－앙"
"콜록"
그림책

(백치)가 되므로 신생아는 가능한 한 크레틴증 검사를 받도록 한다. 또한 아이의 갑상선 기능 저하증도 성장장애를 일으키므로 조기 발견이 중요하다.

□ 갑상선 기능 저하증

아이의 갑상선병에서 중요한 것이 갑상선 기능 저하증이다. 그 중 많은 것이 선천적인 갑상선 기능 저하증이다.

일반적으로 크레틴이라는 이름으로 불리는 선천적인 갑상선 기능 저하증은 태어나기 전부터 갑상선 호르몬이 부족하기 때문에 일어나는 병으로 신생아기와 생후 10개월까지의 유아기 때에 증상이 나타나는 것을 크레틴이라고 한다. 그 후에 발증(發症)했을 경우는 아이들의 갑상선 기능 저하증이 된다.

앞에서 얘기했듯이 크레틴증은 이전에는 신생아기에 증상이 눈에 띄지 않기 때문에 임상적인 진단을 하기 어려운 병의 하나였다. 그 결과 신생아기에는 크레틴증의 대부분이 간과되어 아기의 지능 발육의 지체나 신장이 별로 자라지 않는 등으로 육체적인 지체 증상이 눈에 두드러지게 나타나므로써 유아기가 되어서야 발견되는 경우가 많았다.

그러나 현재는 생후 5~6일째에도 부모쪽의 부담하에 신생아의 크레틴증 검사를 할 수 있으므로 신생아기에 발견할 수 있게 되었다.

그 결과 크레틴증에 걸린 아기도 조기에 치료를 시작할 수 있기 때문에 건강한 아기와 마찬가지로 정신적·육체적인 성장 발육을 할 수 있게 된 것이다.

또한 갑상선 호르몬의 부족으로 성장이 멈춰 있는 아이의 갑상선 기능 저하증은 숫자상으로는 많다고 할 정도는 아니라서 비교적 드문 병으로써 가끔 볼 수 있다.

그런 아이는 정신적으로도 육체적으로도 성장 발육이 늦어지고 있어 국민학교에 들어갈 무렵이 되어도 신장이 1m가 안 되는 경우가 많다.

그러나 치료를 일찍 시작하면 할수록 치료 효과가 커서 육체적인 발육을 정상으로 돌릴 수 있다.

따라서 아이의 신장이 자라지 않는다, 수족이 동체에 비해 짧고 머리가 크다, 얼굴이 붓고 피부가 버석버석하다는 이 병 특유의 증상이 느껴지면 조금이라도 빨리 전문의의 진찰을 받도록 해야 한다.

□ 사춘기성 갑상선종(단순성 갑상선종)

사춘기성 갑상선종(甲狀腺腫)은 매우 많이 볼 수 있다.

특히 일본의 경우 국민학생에게는 거의 볼 수 없지만 중학생이나 고등학교 여학생의 경우 1000명중 7명의 비율로 나타난다고 하니 우리 나라의 발병 상태도 그 보고를 참고로 하면 될 듯 하다.

성인에 비하면 적지만 아이의 갑상선병으로서는 이 사춘기성 갑상선종의 발증률은 상당히 높다고 할 수 있다.

사춘기성 갑상선종은 겉에서 보면 목의 갑상선 부분이 전체

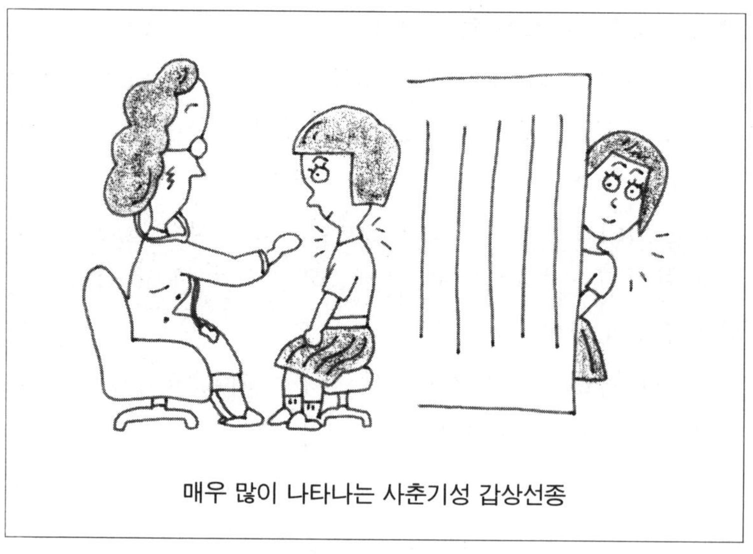

매우 많이 나타나는 사춘기성 갑상선종

적으로 비슷하게 부어 있는 것이 특징적인 증상이다. 그러나 그런 증상의 학생을 자세히 진찰해 보면, 적어도 반 정도가 만성 갑상선염으로 생각되거나 그쪽의 의심이 있는 경우가 많다고 한다.

그것도 사춘기성 갑상선종의 경우는 대부분은 일시적인 것으로 성장하면 자연히 갑상선의 부기가 사라져 버리지만 장기간 나타나고 있는 사이에 갑자기 갑상선 자극 호르몬(TSH)의 수치가 높아져서 갑상선이 딱딱하게 커지면서 만성 갑상선염의 증상이 나타나는 것을 볼 수 있다.

그러나 성인의 경우와 같이 일정 증상이 장기간 계속되는 것이 아니고 증상은 일시적이거나 또는 증상이 나타났다가 사라지는 등으로 가벼운 증상이 상당 기간 반복해서 일어나고 있는 경우가 상당히 많은 것으로 알려져 있다.

아이들의 경우에는 성장기에 겪게 되는 여러 가지 변화에 의해 병의 증상이 크게 변동하는 것이라고 생각된다.

□ 바세도우씨병

어린이 바세도우씨병은 성인에 비하면 적지만 주의해서 보면 상당히 많다고 한다.

의사의 진찰로 발견되는 환자가 10대에서도 상당히 많아 만성 갑상선염과 거의 같은 정도라고 할 수 있다.

이전에는 진찰을 위한 검사법이 현재와 같이 발달해 있지 않았기 때문에 어린이 바세도우씨병은 적다고 생각되고 있었다.

그러나 어린이 바세도우씨병도 만성 갑상선염의 경우와 마찬가지로 중학교나 고등학교 여학생에게 많이 발생한다는 사실을 알게 되었다. 단 10대 이하에서는 별로 많지 않다고 한다.

어린이 바세도우씨병의 경우에는 어머니가 아이의 학교 성적이 갑자기 떨어졌다, 수업중이나 가정내에서 침착성이 없어졌다, 또는 눈꺼풀을 깜박거리거나 얼굴을 찡그리거나 목을 흔드는 등의 소위 '틱 증상'으로 오해하고 신경과 의사를 찾는 경우가 적지 않다고 하므로 이 점 참고하기 바란다.

□ 유두선암(갑상선암)

어린이 갑상선암은 비교적 양성의 유두선암이나 난포선암(둘다 분화암)으로 조기에 발견해서 치료하면 치료 가능하다고 한다.

그런데 유두선암은 10세 정도의 어린이에게도 발생하고 더구나 드물지 않게 발병한다고 하니 성인 못지 않게 주의를 요하는 부분이라고 하겠다.

유두선암이나 난포선암은 갑상선에 혹이 생기는 것이 주요 증상이다.

어린이의 경우는 갑상선에 혹이 생겨 있어도 별로 크게 붓는 일이 없어 눈으로 봐도 갑상선의 불룩함은 거의 모른다.

그러나 전문의 혹은 촉진에 익숙한 의사라면 환자의 목을 손으로 주의 깊게 만지면 혹을 만질 수 있으므로 임상적으로 갑상선 혹의 진단이 가능하다고 한다

단, 이 혹이 암인지 어떤지의 확정진단은 할 수 없기 때문에 제3장 '갑상선암'의 검사법으로 진단을 하게 되므로 상세한 내용은 앞의 제3장 '갑상선암'을 참고하기 바란다.

□ 어린이 갑상선병의 문제점

어린이 갑상선병은 갑상선병 전체에서 보면 결코 많지는 않다.

그러나 아이의 경우에 문제가 되는 것은 아이 자신이 병 증상을 제대로 설명하지 못한다든가 또 증상이 나타났다가도 사

라지거나 하기 때문에 갑상선병이라고 볼 수 없는 경우가 많은 점이다.

더구나 갑상선병이 간과되었기 때문에 본래 자라야 할 신장이 자라지 못하고 멈춰 있거나 지능 발육이 늦어서 학교 성적이 떨어지거나 향상되지 않거나 하는 등으로 아이에게 나쁜 영향을 미치게 된다. 그 결과 아이는 평생 핸디캡을 짊어지게 된다.

따라서 어머니들은 자신의 아이에게 정신적·육체적인 성장 발육의 면에서 뭔가 의심스러운 점이 느껴지면 신뢰할 수 있는 의사에게 곧바로 상담하거나 전문의의 진찰을 받도록 해야 할 것이다.

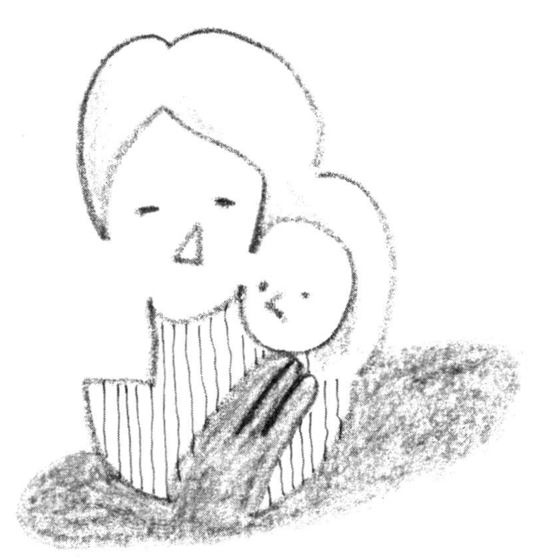

어린이 갑상선 ②

크레틴증은 조기 발견·치료가 관건

□ 크레틴증은 선천적인 병

크레틴증은 선천적으로 갑상선 호르몬이 부족하기 때문에 일어나는 병(선천성 갑상선 기능 저하증)이다.

크레틴증의 원인은 선천적으로 갑상선이 없는 경우나 매우 작은 경우, 갑상선은 있지만 그 속에 갑상선 호르몬을 만드는 요소가 선천적으로 없는 경우의 3가지에 있다고 한다. 갑상선 호르몬을 만드는 요소가 선천적으로 없는 경우는 아기의 갑상선은 붓고 커져 있는 것이 특징이다.

크레틴증에 걸린 아기는 정신적·육체적인 성장발육이 현저하게 장애를 받기 때문에 생후 너무 얌전하다, 너무 잠만 잔다, 젖을 먹는 양이 적다는 등의 증상이 나타나지만 신생아기에는 그런 증상이 별로 눈에 안 띄기 때문에 처음에는 간과되는 경우가 많았다.

그러나 앞서 언급한 크레틴증 검사로 신생아의 크레틴증을 발견할 수 있게 되었다.

이것은 크레틴증 진단에 있어서 매우 큰 진보라고 할 수 있다. 그것은, 이 병은 병의 발견·치료 개시의 시기에 따라 아이의 지능 발육과 신체 성장에 대한 치료효과가 매우 크게 영향을 받기 때문이다.

그래서 다음에서는 병의 발견 시기에 따라 달라지는 치료효과에 대해서 자세히 설명하기로 한다.

□ 신생아기에 치료를 시작하면 심신 모두 정상으로 발육

앞에서 설명했듯이 생후 1주일 안에 크레틴증 검사가 가능한데 이렇게 해서 생후 바로 크레틴증 치료를 시작할 수 있으면 정신적이나 육체적으로 아무런 장애도 일어나지 않는다. 지능·신체 모두 건강한 아기로 정상적인 성장 발육을 할 수 있다.

또한 신생아기에 병을 발견해서 치료를 시작할 수 없었을 경우라도 생후 3개월 이내에 병이 발견되어 곧 치료가 시작되면 아기는 심신 모두 정상적인 성장 발육이 가능하다.

그러나 다음에 얘기하듯이 치료 시기가 그보다 늦어지면 지능을 정상으로까지 발달시키는 일은 매우 어려워진다고 한다.

□ 6개월 이내에 치료를 시작했을 경우에도 정상적인 지능 발달이 어려워진다

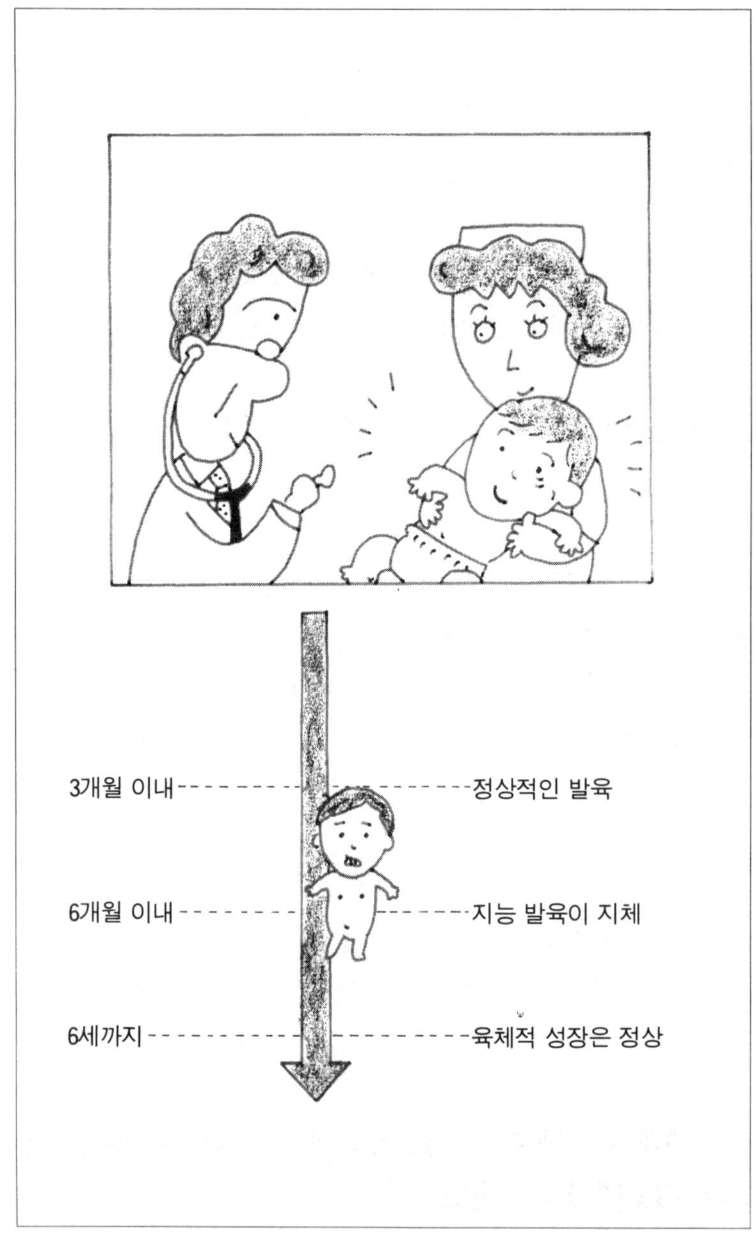
3개월 이내
정상적인 발육
6개월 이내
지능 발육이 지체
6세까지
육체적 성장은 정상

아기가 가령 병이 발견되지 않아 생후 6개월간 치료를 받을 수 없었을 경우는 그 후 치료를 해도 지능 발달을 건강한 아기와 같은 정도로 진행시키기는 불가능하다고 한다.

생후 3개월을 지나서 6개월 이내에 병을 발견 곧 치료를 시작했을 경우라도 정상적인 지능의 발달은 불가능해져서 지능의 발육은 늦어지기 쉬워진다.

몇번이나 반복하는 것 같지만 크레틴증은 생후 곧바로(27일 이내) 조기 발견하여 조기 치료를 하는 것이 무엇보다도 필요하다.

단, 육체적인 성장은 6개월을 지났을 경우라도 유아기(6세 미만)까지 치료를 개시할 수 있으면 거의 정상으로 돌아간다. 그러나 유아기가 지났을 경우에는 육체적인 성장도 정상으로 돌리기는 어려워진다.

이상의 사실은 선천적인 갑상선 기능저하증인 크레틴증에 대한 것으로써 생후 10개월 정도 지나서 발병되는 어린이 갑상선 기능저하증은 또 별개이다.

□ 크레틴증 치료에는 평생 갑상선 호르몬제가 필요

아기 혹은 유아가 크레틴증 진단을 받았을 때에는 곧 갑상선 호르몬제의 복용이 시작된다.

갑상선 호르몬제의 복용은 평생 필요하다. 더구나 아기나 유아는 성인보다도 체중당 갑상선 호르몬제의 양이 많기 때문에 반드시 전문의의 지도하에 복용해야 한다.

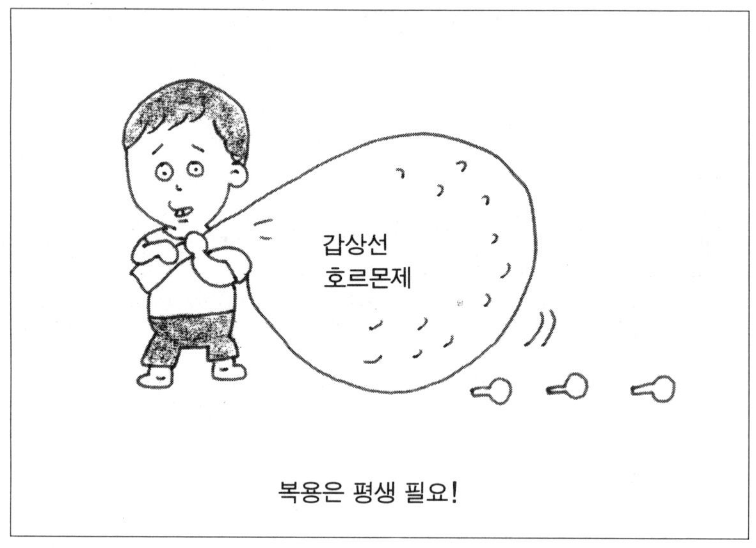

약의 양은 환자의 갑상선 결손의 정도나 계절, 운동량 등으로 차이가 있어 의사는 그것들을 고려해서 환자 각각에게 양을 결정한다. 그 후도 정기적으로 진찰해서 환자의 신장, 체중, 골격의 성숙도 등의 신체적 발육을 기준으로 투약량을 조절하는 경우도 있다.

약의 복용은 평생 계속되므로 1일 1회로 하는 것이 편리하다. 약이 너무 많으면 동계, 맥박수 증가, 체중감소, 쉽게 지침, 손 떨림 등의 부작용을 일으키는 경우가 있다. 그 때문에 적어도 2~3개월에 1번은 주치의의 정기검진을 받을 필요가 있다.

여기에서 특히 중요한 것은 아기의 지능 발달이 늦어졌을 경우에도 어머니는 따뜻한 눈으로 아이를 지켜 보며 여유 있는 태도로 자녀 양육에 임해야 한다는 것이다.

어린이 갑상선 ③

어린이의 갑상선병 치료와 생활법

□ 갑상선 기능 저하증

어린이 갑상선 기능 저하증에서는 갑상선 호르몬의 부족이나 결핍 때문에 몸의 성장 장애가 일어난다.

병의 발생 시기에 따라서는 육체적인 발육뿐 아니라 지능발육도 늦어지는 경우가 있다.

특히 어린이의 심신 성장발육이 현저한 유아기나 국민학생일 무렵 갑상선 기능 저하증이 일어나면 신장이 별로 자라지 않고 수족이 동체에 비해 짧으면서 머리가 크고 얼굴이 붉고 버석버석하는 등의 육체적인 성장장애가 일어난다. 그 때문에 말을 더디게 한다든가 학교 성적이 나쁘다, 학교 학습을 따라갈 수 없다는 등의 지능 발육장애도 나타나게 된다.

● 전문의의 진찰이 필요

따라서 아이의 심신 성장발육의 지체, 특히 같은 학년 아이에 비해 신장이 자라지 않는다, 동작이 늦다, 집안에서도 가끔 누워 있다는 등의 경우가 있으면 어린이 갑상선 기능저하증을 의심해 봐야 할 것이다. 그리고 가능한 한 빨리 전문의의 진찰을 받을 것을 권한다.

● 변성기나 초경(初經)이 있기 2~3년 전에 치료를 시작

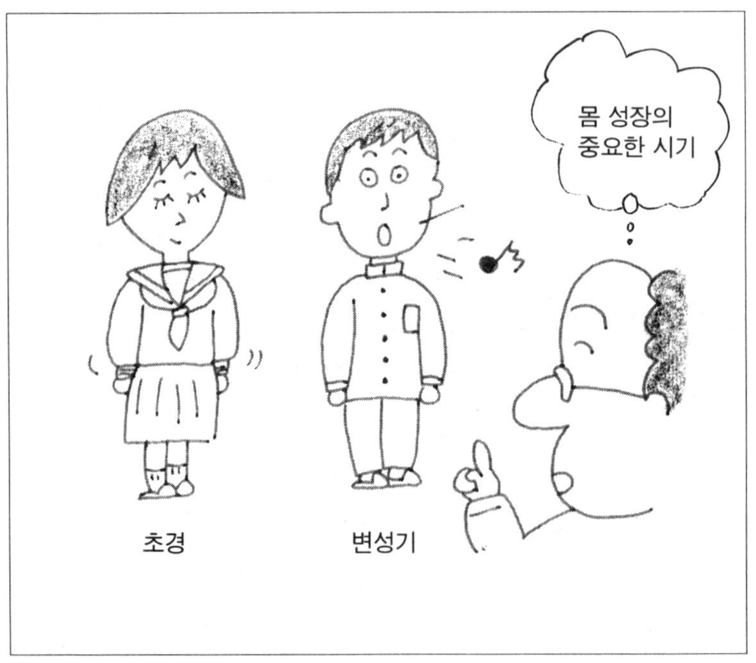

어린이의 경우에는 특히 병의 발증(發症)부터 조금이라도 빨리 치료를 시작할 필요가 있다. 특히 남자 아이들의 경우는 변성기가 오기 2~3년 전까지, 여자 아이들은 초경이 있기 2~3년 전까지 치료를 시작하는 것이 바람직하다.

남녀 모두 그 시기를 지나 버리면 치료 시작 후 얼마 안 있어 변성기나 초경을 보게 되어 그 때문에 몸의 성장발육과 관

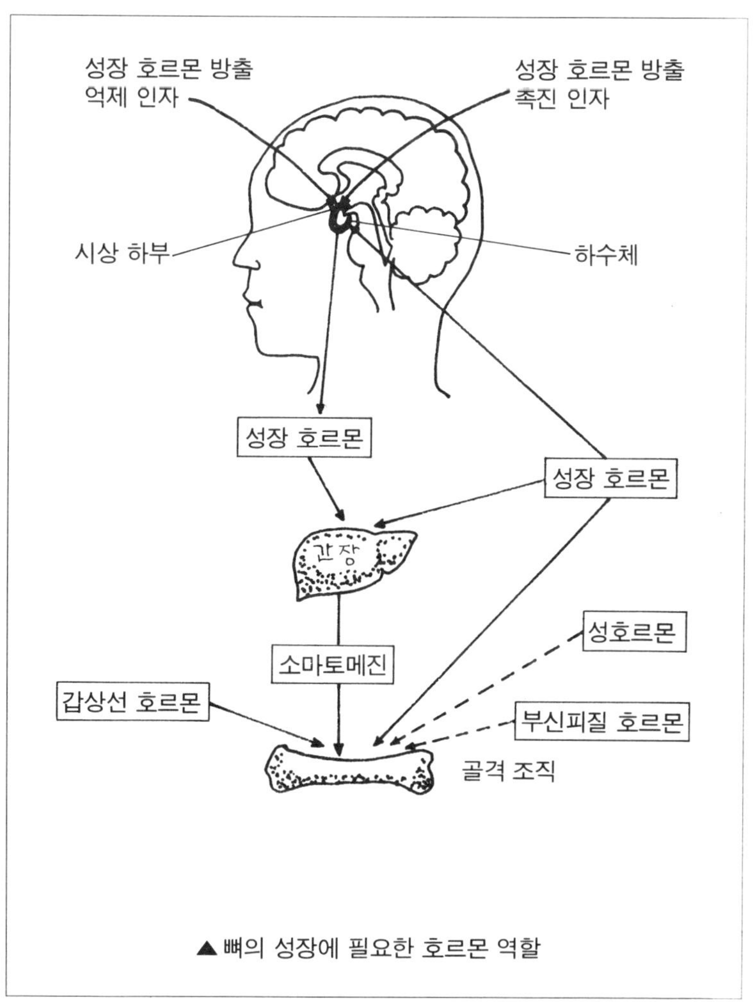

▲ 뼈의 성장에 필요한 호르몬 역할

계가 깊은 골단선(骨端線)이 닫혀 버린다. 골단선이 닫혀 버리

면 그 후 아무리 치료해도 신장이나 수족의 신장이 멈추어 정상적으로 발육할 수 없게 된다.

예컨대 신장 120cm 정도의 사람도 변성기나 초경 2~3년 전부터 치료를 시작하고 있으면 일반적으로 150~160cm 정도까지 신장이 자랄 것으로 생각된다. 그러나 치료 개시 후 곧 변성기나 초경이 일어나 버리면 신장의 성장은 그다지 기대할 수 없게 된다.

신장의 성장이 멈춰 버리는 등의 성장장애의 원인은 물론 갑상선 호르몬의 부족이나 결핍뿐만은 아니다. 성장 호르몬의 부족, 성호르몬의 조기 증가, 더욱이 대사(代謝) 이상 등의 여러 가지 원인에 의해 일어난다.

●치료는 갑상선 호르몬제의 복용

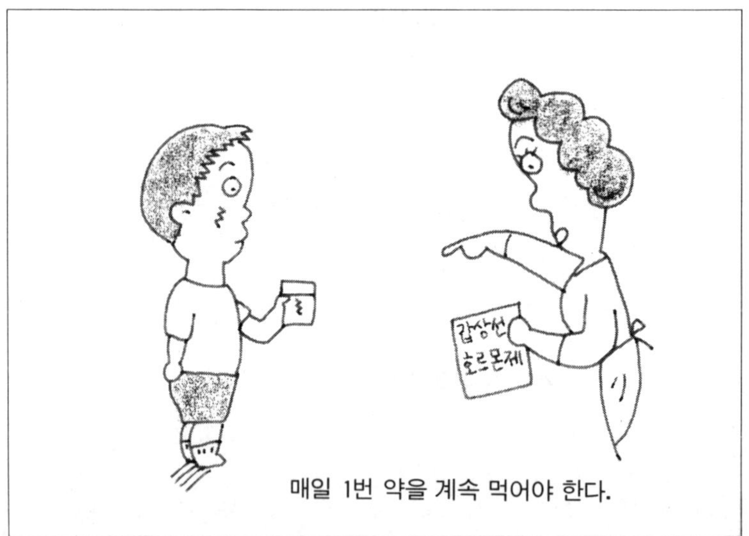

매일 1번 약을 계속 먹어야 한다.

어린이의 경우에도 성인의 갑상선 기능 저하증이나 선천적인 갑상선 기능저하증과 마찬가지로 전문의의 지도하에서 평생 갑상선 호르몬제를 계속 복용하게 된다.

약의 복용을 잊거나 그만두거나 하면 병의 증상이 나타나기 때문에 매일 1번의 복약(服藥)을 계속해 나가야 한다.

깜박 잊고 복용을 안 하면 성인의 경우와 마찬가지로 다음 날 2일분을 함께 복용하면 된다.

병의 진단을 위해 경우에 따라서는 여러 가지 검사가 필요하여 입원해야 하는 경우도 있다.

그러나 퇴원 후는 1~2개월만에 한번씩 받는 정기 검진 외에는 일상생활 등에서 특히 주의해야 할 사항은 없다.

□ 사춘기성 갑상선종(단순성 갑상선종)

이 병의 치료법은 성인의 경우와 마찬가지로 갑상선 호르몬제의 복용이다.

전문의의 지도에 따라 필요한 경우에는 갑상선 호르몬제를 복용함으로써 갑상선의 부기(浮氣)는 작아진다.

환자의 증상이 일시적으로 내버려 두어도 문제가 없을 때에는 투약하지 않는 경우도 있다.

이 병이 있어도 학교나 가정에서의 일상생활에서 특히 주의하거나 하지 말아야 할 일 등은 없다.

□ 만성 갑상선염

어린이의 경우에도 치료법의 기본은 성인의 만성 갑상선염과 마찬가지로 생각해도 좋지만 만성 갑상선염에 갑상선 기능 저하증의 증상이 나타나고 있을 때에는 갑상선 호르몬제의 복용을 성인과 같이 장기간 계속해야 한다.

만성 갑상선염의 의심이 있을 때에는 전문의의 진찰과 치료가 필요하다. 또한 사춘기성 갑상선종과 마찬가지로 이 병의 경우도 일상생활에서는 특별한 주의는 필요없다.

단, 약을 장기간 복용할 경우에는 정기 검진을 받으면서 전문의의 지도하에 약을 먹어야 한다.

□ 바세도우씨병

어린이에게는 항갑상선제에 의한 약물요법이 이루어진다. 약제의 과잉투여로 인한 갑상선 기능 저하증은 성장발육에 장애가 되기 때문에 적량의 결정에 최대의 주의가 기울여진다.

전문의라도 이 적량 결정이 상당히 어렵기 때문에 그 중에는 일정량의 항갑상선제와 갑상선 호르몬제를 함께 복용시키는 의사도 있다.

어린이 바세도우씨병에서는 보통 수술은 하지 않는다. 그러나 약의 부작용으로 약물요법을 계속할 수 없는 환자에게는 외과수술도 이루어진다.

치료중일 때는 성인과 마찬가지로 심신의 안정이 제일이다. 그러나 그것도 환자의 증상에 따라서 의사가 지도하므로 전문의를 따르는 것이 중요하다.

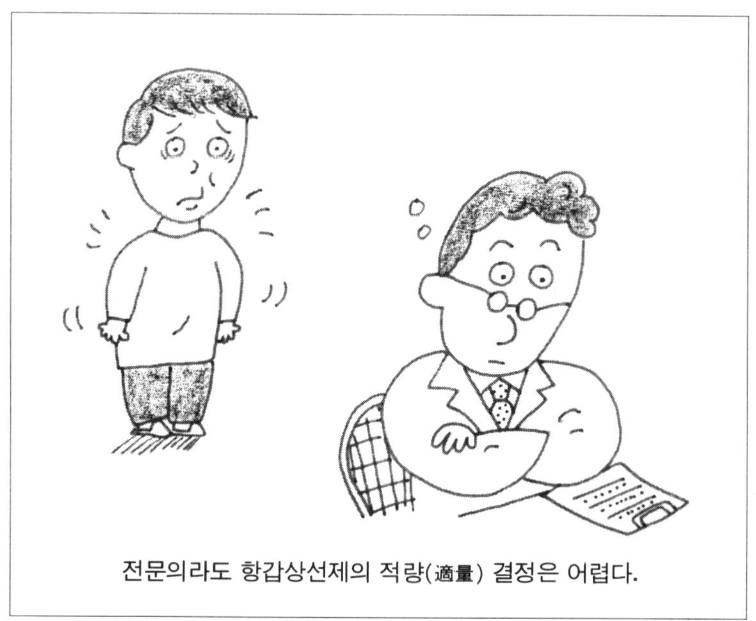

전문의라도 항갑상선제의 적량(適量) 결정은 어렵다.

일반적으로는 중증의 경우를 제외하고 통원에 의한 치료로 충분하며 또한 환자 자신이 고통 등을 느끼지 않는 범위라면 통학도 허락된다.

단, 치료중일 때는 증상이 조금 가벼워져도 학교에서의 체육수업이나 스포츠, 그 외 과격한 운동은 피해야 한다. 가벼운 운동을 하는 경우에도 일단 전문의에게 상담을 하고 나서 하는 편이 좋을 것이다.

특히 아이들은 성장기 신진대사가 왕성하기 때문에 식생활에서는 고칼로리, 고단백질, 고비타민식의 원칙을 엄수하여 영양가가 높고 칼슘이 풍부한 균형 잡힌 식사를 하게 할 필요가 있다.

또한 이 병은 설사를 일으키기 쉬우므로 과식이나 소화불량에 주의해야 한다.

그 밖의 식생활이나 가정생활상의 주의는 성인의 경우와 다르지 않다.

□ 유두선암(갑상선암)

어린이의 경우 비교적 악성도가 낮은 유두선암이나 난포선암의 치료로써는 외과수술이 이루어진다.

성인과 비교하면 어린이의 암은 일반적으로 진행이 빠르기 때문에 조기에 발견하는 것이 제일이다. 조기발견으로 수술에 의해 암을 제거해 버리면 재발하는 일은 거의 없고 완치해서 건강하게 성장한다.

10대 어린이 때에 수술하고 그 후 30년 이상 건강하게 일하고 있는 사람이 드물지 않다고 한다.

외과수술의 방법은 성인의 경우와 거의 같지만 수술의 세부적인 사항에 대해서는 어린이의 연령이나 암 상태에 따라서 수술을 집도하는 의사가 판단하게 된다고 한다.

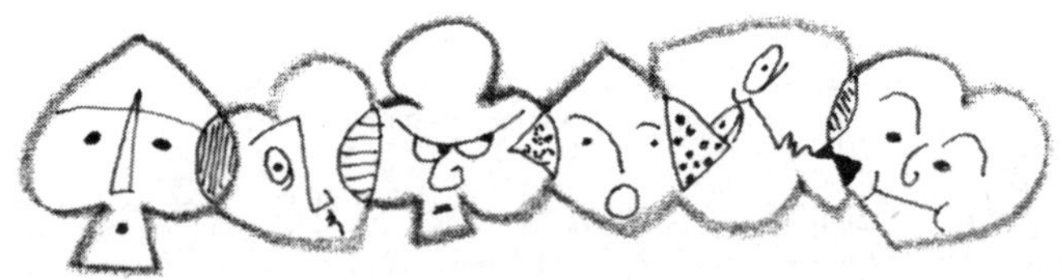

판 권
본사
소 유

갑상선병 예방과 치료법 값 7,000원

2009년 3월 25일 인쇄
2009년 3월 30일 발행

지은이/ 현대건강연구회
펴낸이/ 최 상 일
펴낸곳/ 태 을 출 판 사

서울특별시 중구 산당6동 52-107 (동아빌딩내)
등록/1973년 1월 10일(제4-10호)

■주문 및 연락처

우편번호 100-456
서울특별시 중구 신당6동 52-107 (동아빌딩 내)
전화 / 2237-5577 팩스 / 2233-6166
ISBN 89-493-0008-7   13510